専門家と患者がいっしょに作った

リンパ浮腫に悩んだらすぐに読みたい本

あなたに合う

運動・食事・セルフケアがわかる！

●監修
辻 哲也 慶應義塾大学
広瀬真奈美 一般社団法人 キャンサーフィットネス

女子栄養大学出版部

適切なセルフケアを行うことで、うまくリンパ浮腫とつき合うことができます

がん治療後の手足のリンパ浮腫は適切な治療がなされず放置されると、徐々に悪化していきます。その結果、仕事や家事に支障をきたしたり、心理的な苦痛を生じたりして、生活の質（ＱＯＬ）が低下してしまいますので、がんの治療中や治療後の方にとって、とても切実な問題です。しかし、リンパ浮腫の治療を専門的に行っている医療機関において適切な治療を行えば、それ以上の悪化を防ぐことができますし、改善させることも可能です。

重度の浮腫の方では入院して集中治療を行う場合もありますが、リンパ浮腫外来に定期的に通院して治療をする場合が一般的です。したがって、医師やリンパ浮腫セラピストから、医学的な根拠に基づいた指導を受けたうえで、日常生活と折り合いをつけつつ、いかに自分で浮腫をケアしていけるようになるのか、すなわち、体重の管理やスキンケア、弾性着衣（弾性ストッキングや弾性スリーブ・グローブなど）や多層包帯法による圧迫、圧迫しながらの運動などをいかに継続して実践できるかが、浮腫を維持・改善していく重要なカギになります。ぜひ、本書を活用して、リンパ浮腫の病態から治療法、そして、生活の中での自己管理の方法を確立するコツを学んで、よりよいご自身のケアにつなげていっていただければと思います。

本書が、リンパ浮腫に悩まれている、がんサバイバーの方々のＱＯＬ向上の一助となることを期待しています。

慶應義塾大学医学部 リハビリテーション医学教室 教授
辻 哲也

いっしょに学んで、不安を笑顔に変えていきましょう

がんの治療だけでも辛いのに、リンパ浮腫は一生治らないなんて……

私は、乳がん術後3年後にリンパ浮腫になりました。リンパ浮腫になる前は不安の日々、なってからはどれだけ落ち込んだことでしょう。しかし、気持ちを切り替え、必死に勉強してきました。キャンサーフィットネス（128ページ）では、患者さんのさまざまな悩みにも向き合って参りました。「生活の注意が多くて辛い」「大好きな趣味をやめるように言われた」など悪化予防のため我慢を強いられ憂鬱になる方や、「今の悩みをどこで相談できるのかわからない」と困っている方も多くいらっしゃいました。『リンパ浮腫でも自分らしく生活したい！』この願いは、みな共通しています。

では、リンパ浮腫にふりまわされず、じょうずに暮らしていくためには、どうしたらいいのでしょう。私の答えは、医療者まかせにせず、患者自身が、なぜ自分の足や腕が太くなるのか？　きちんと理由を知り、適切で正しいセルフケアの方法を習得することだと思っています。リンパ浮腫の治療はセルフケアが中心ですから、自分でできることはたくさんあります。そこで、この本の監修でもある辻哲也先生はじめ各専門の第一人者である医師、看護師、理学療法士、管理栄養士、臨床心理士など15名の先生に講師をお願いし、「リンパ浮腫患者スクール」を行いました。この本は、その内容をまとめたものです。

さあ、あなたもリンパ浮腫について学び、不安を笑顔に変えていきましょう！　知識は大きな力になります。実際、私は毎日のセルフケアのおかげで、生活の質も向上し、楽しく生活しています。ぜひこの本をいつも手元に置いて、ボロボロになるまで使いこなしてくださいね。

今日から、私はいつもあなたのそばにいます。

一般社団法人キャンサーフィットネス 代表理事　**広瀬真奈美**

リンパ浮腫の治療のゴールは、セルフケアでコントロールすること！

START

発症しても初期には自覚症状がないことも。「ひょっとして!?」と思ったら、早期発見のチャンス。いつもと違う状態があれば見過ごさないことが大事。

→ くわしくは22〜29ページ

診断

まず、がん治療の主治医に相談し、リンパ浮腫外来への紹介を受けて診断してもらうのがベスト。 診断に納得できない場合はセカンドオピニオンを求めよう。

→ くわしくはPART6

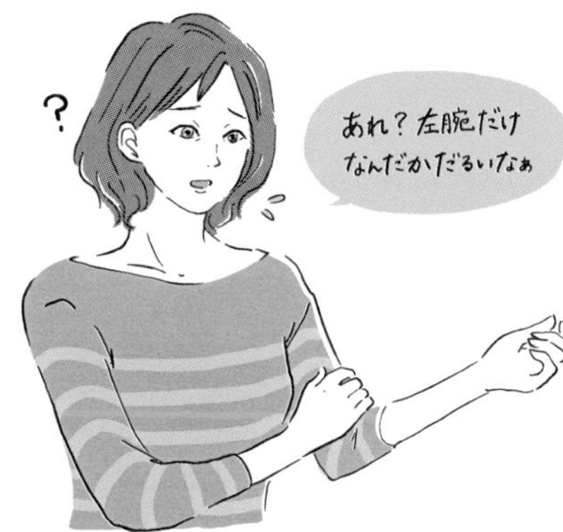

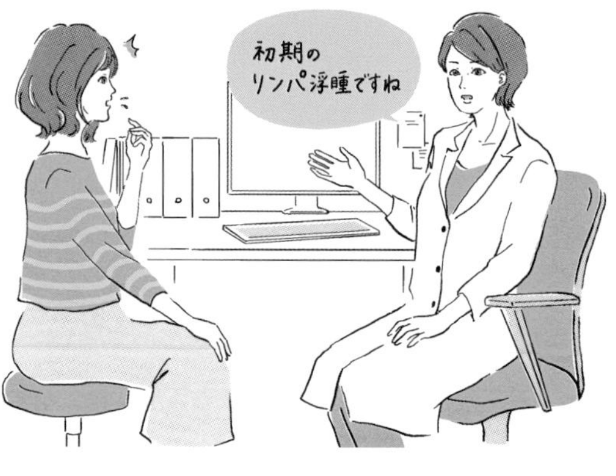

セルフケアを生活習慣の一部に！

リンパ浮腫の治療法は、スキンケア、圧迫療法、運動療法、体重管理、リンパドレナージなど、複数の方法を組み合わせて行います。そのなかで専門家によるリンパドレナージ以外は、患者さん自身によるケアが欠かせません。

治療効果はセルフケアのよしあしに大きく左右されます。症状をコントロールするために必要なケアを学んだら、自分のライフスタイルやリズムに合わせながら実践してみましょう。

セルフケアが毎日の生活に組み込まれてくれれば、自分なりに症状をコントロールする方法が自然にわかるようになります。

そうして軽症の状態を長く保てるようになれば、これまで通りの日常生活や仕事を続けていくことができます。

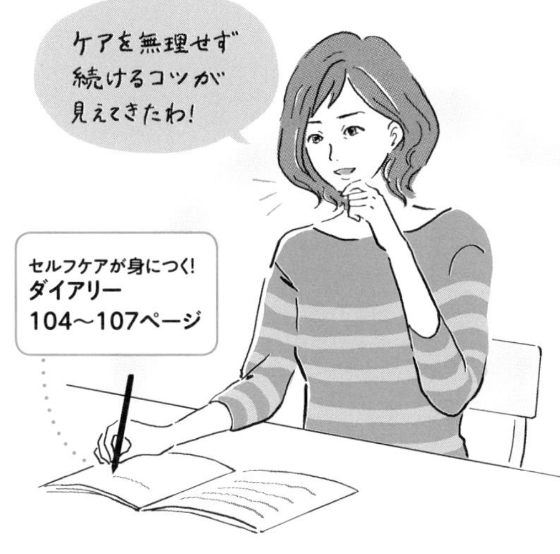

自分に合う方法を探す

やってみて生じた疑問や問題点などを医療者に相談したり、具体的な行動目標をたてるなどして自分に適したセルフケアの方法を見つける。

→くわしくはPART5

実践

リンパドレナージなどの症状に合わせた治療を受ける一方で、体重管理、スキンケア、圧迫療法、運動などの指導を受け、自宅でセルフケアをやり始める。

→くわしくはPART2〜4

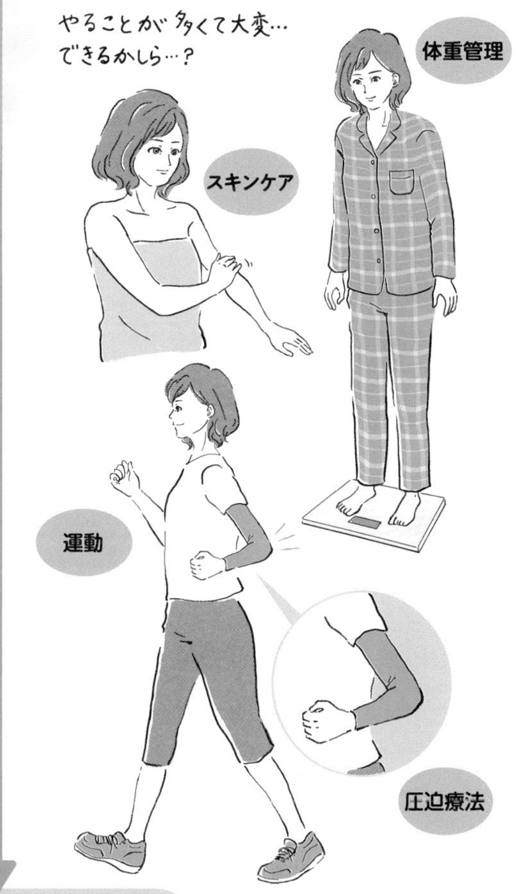

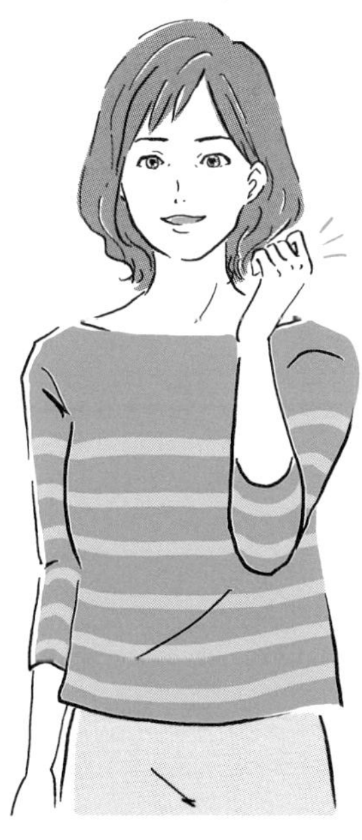

GOAL!!

セルフコントロール

自分に適したセルフケアの方法を見つけて効果的な治療が続けられるようになると、症状をコントロールできるようになる。

もくじ

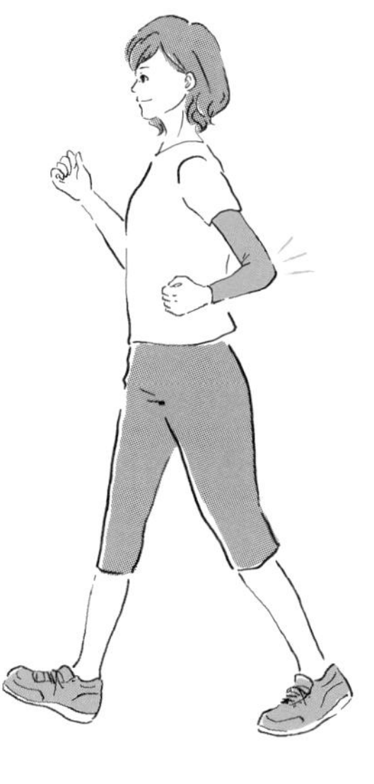

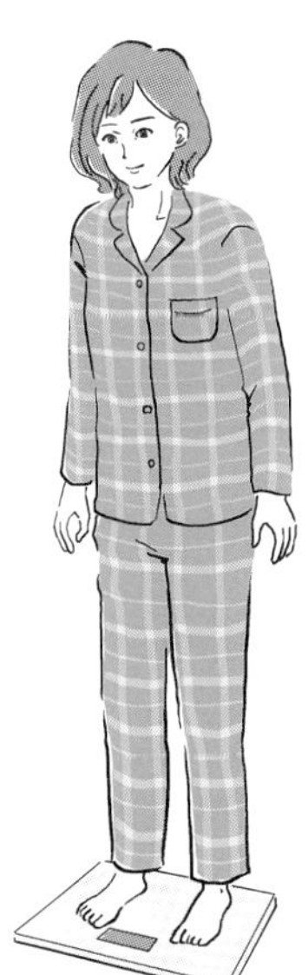

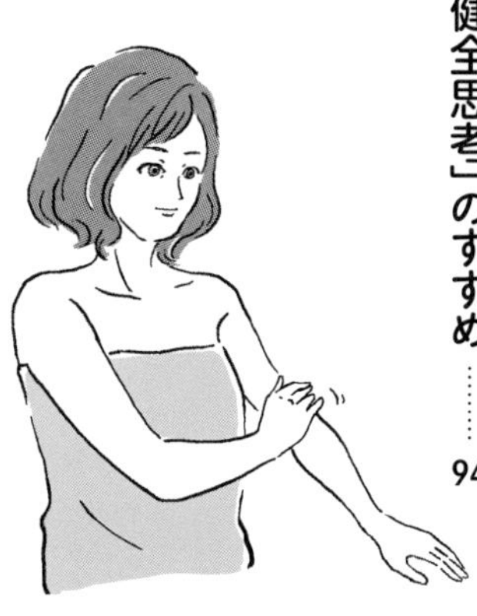

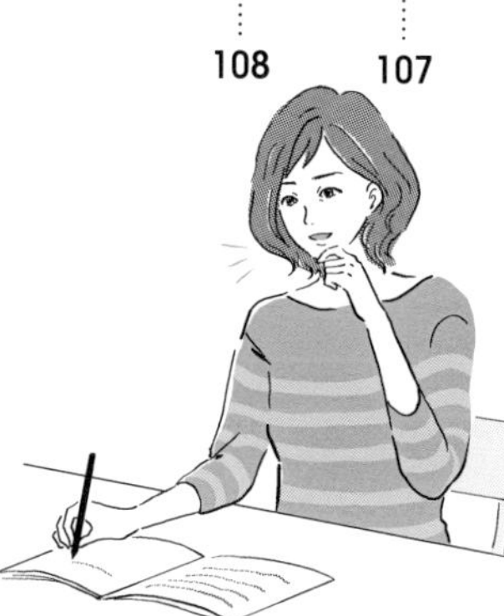

PART 6

セルフケアが深まる!

リンパ浮腫の基礎知識

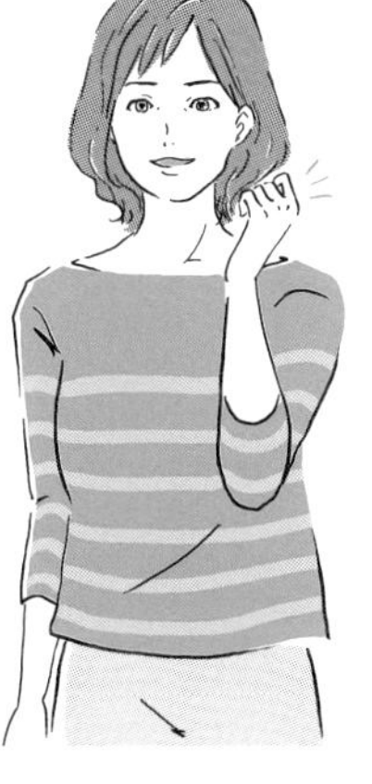

患者スクール座談会から

専門家と仲間があなたの悩みにこたえます！

あなたの知りたいページをまずはめくってみてください。

協力：リンパ浮腫患者スクール受講生の皆さん

本書はキャンサーフィットネス「リンパ浮腫患者スクール」（2020年度・全12講座）の取材をもとに、再取材やイラストを加え、わかりやすく編集したものです。

PART 1

まずはここから!
正しいセルフケアと早期発見のポイント

「これはリンパ浮腫なのかしら」「正しいケアがわからない」など、
漠然とした不安がある方は、まずはこの章から読んでください。
最新の研究に基づく「セルフケアの7つのポイント」と、
リンパ浮腫が発症したときにいち早く気づくコツをまとめました。

これが大事！

セルフケア7つのポイント

まず最初に、これだけは知ってほしいことをまとめました。最新の研究から明らかになってきた、リンパ浮腫の予防・改善に本当に効果がある方法と考え方です。※ あなたに必要なセルフケアがわかります。

1 早期発見

重症化させない決め手は、早期発見・早期治療

2 運動

体を動かすことでリンパ液の流れがよくなる

3 体重管理（食事）

リンパ浮腫のリスクになる肥満を予防・改善する

これらのケアがなぜ必要かまで理解しておくと、より効果的に行えますよ

※「リンパ浮腫診療ガイドライン2018年版」（日本リンパ浮腫学会編）より

4 スキンケア

最も早くからできるセルフケアであり、早期発見にも役立つ

5 圧迫療法

浮腫を減らすために欠かせない治療法

6 リンパドレナージ

専門家によるリンパドレナージは浮腫の軽減に効果的

7 ケアの習慣化

セルフケアを生活習慣に組み入れることがコントロールのカギ

セルフケアのポイント 1

早期発見

重症化させない決め手は、早期発見・早期治療

リンパ浮腫かもしれないと思ったら、早めに診察を受けましょう。軽症のうちにケアを始めれば、シンプルなセルフケアで軽症のまま維持することができ、重症化を防ぐことができます。

軽いからだいじょうぶだろう……と放置して症状が進行してしまうと、ケアの手間も増え、治療効果も容易には現われなくなり、症状の改善に時間がかかるようになります。

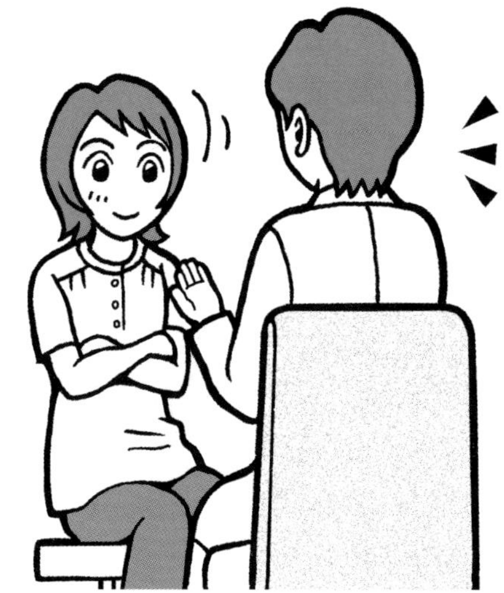

→詳しくは22～29ページ

セルフケアのポイント 2

運動

体を動かすことでリンパ液の流れがよくなる

体を動かすと、皮膚が動き、筋肉が収縮します。その刺激が皮下組織にあるリンパ管に伝わるので、リンパの流れが促されます。ただし、強度の高い運動は筋肉の緊張を高めて逆効果になります。特別な運動をしなくても、日常的な歩行や家事でも効果があります。むくみが強い場合は、圧迫療法を行いながら体を動かすことで、筋肉の収縮がポンプのようにリンパを押し出すので、より効果的です。

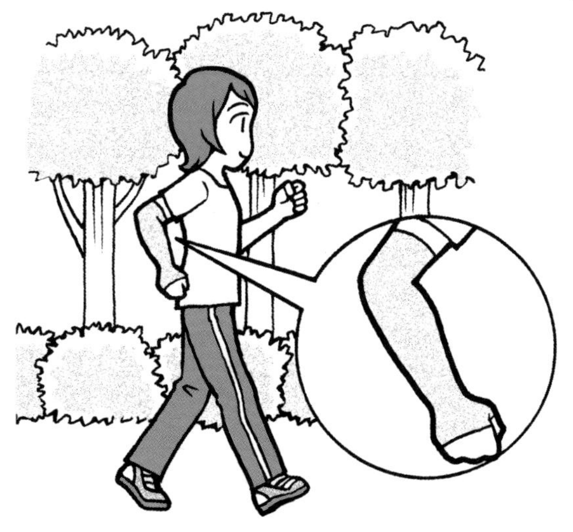

→詳しくはPART2(31ページ～)

セルフケアのポイント 3

体重管理（食事）

リンパ浮腫のリスクになる肥満を予防・改善する

肥満は、リンパ浮腫を発症させるリスクになります。皮下脂肪がリンパ管を圧迫してリンパの流れを悪化させるほか、リンパ管に余分な脂肪が流れ込んでリンパの流れを妨げる可能性も指摘されています。発症後も、肥満を解消することで症状が軽くなります。標準体重を上回っている場合は、できれば食事療法の指導を受けて、栄養のバランスをとりながらダイエットをしましょう。

→詳しくはPART3（65ページ～）

セルフケアのポイント 4

スキンケア

最も早くからできるセルフケアであり、早期発見にも役立つ

リンパ浮腫が起こりやすい部位は、がんの治療を受けた場所によってほぼ決まってきます。そうした部位を日ごろから見て触っていると、発症にいち早く気づくことができます。むくみが生じると皮膚のバリア機能が低下するため蜂窩織炎（ほうかしきえん）と呼ばれる炎症が起こりやすく、炎症をくり返すとリンパ浮腫が悪化しがちです。細菌が侵入しないよう、清潔にして保湿を心がけ、傷つけないよう保護します。

→詳しくはPART4（81ページ～）

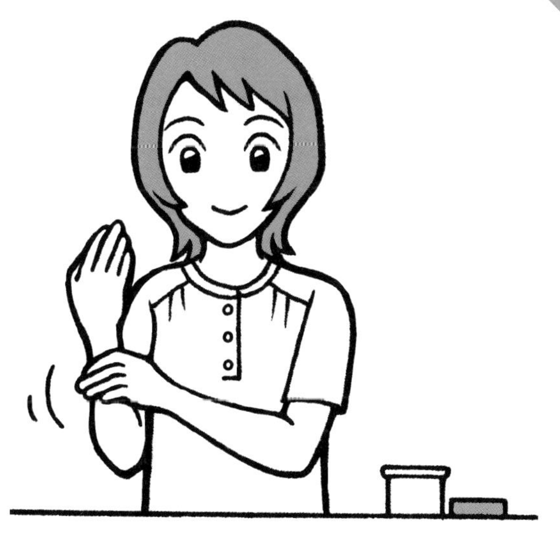

セルフケアのポイント 5

圧迫療法

浮腫を減らすために欠かせない治療法

むくみが生じた腕や脚に弾性着衣を着け、中等症以上では弾性包帯を巻いて圧迫し、静脈やリンパのうっ滞を改善する治療法です。症状に応じた圧力、材質、サイズを選び、正しく着用する必要があるので、リンパ浮腫外来などで理学療法士の指導を受けて進めます。なお、弾性着衣の購入代金は、医師の指示書を提出することで、健康保険組合から一部が支給されます(43ページ)。

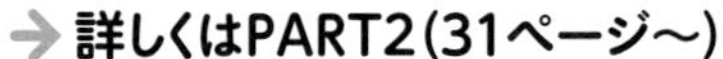
詳しくはPART2(31ページ〜)

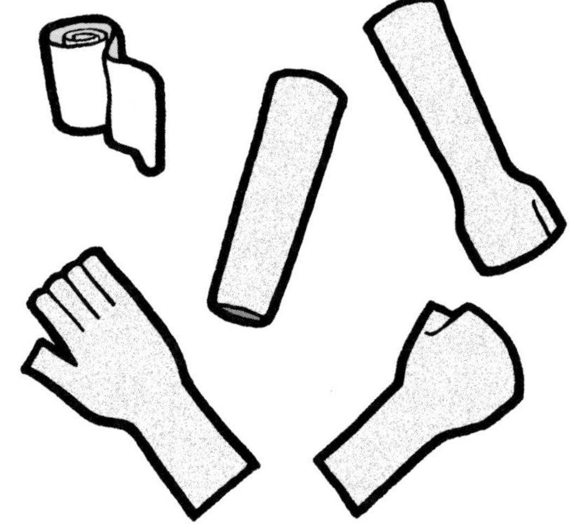

セルフケアのポイント 6

リンパドレナージ

専門家によるリンパドレナージは浮腫の軽減に効果的

リンパドレナージ(125ページ)とは、手を使ってたまったリンパを流れやすくする技法です。専門家が行う用手的リンパドレナージと、本人や家族が行うシンプルリンパドレナージとがあり、用手的リンパドレナージは一定の治療効果があるとされています。一方シンプルリンパドレナージに治療効果は認められていませんが、楽になると感じられるようならセルフケアとして行ってもよいでしょう。ただし、セルフケアとしては、先に述べた「運動」「体重管理」「スキンケア」「圧迫療法」の方が、効果が明確なため、優先順位が高くなります。

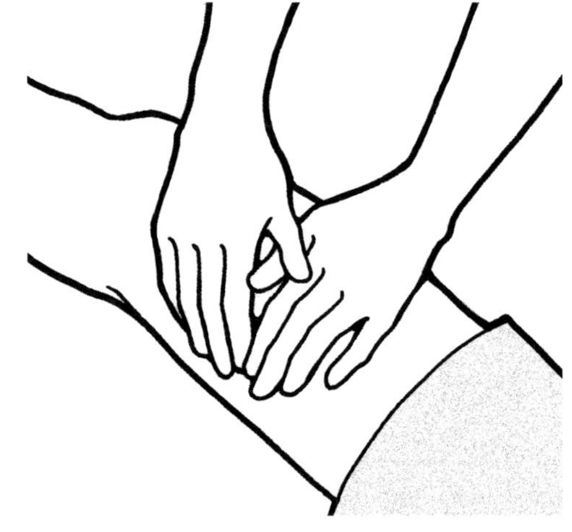

セルフケアのポイント7

ケアの習慣化

セルフケアを自分のライフスタイルに組み込む

「リンパ浮腫とのつき合いは一生続く…」そう思うと憂鬱(ゆううつ)になるかもしれません。でもセルフケアで大事な体重管理や運動は、がんの再発や生活習慣病を予防するためにも効果的です。まずは完璧を目指さず、できることから始めましょう。忙しい人はケアの優先順位を考え、人やモノのサポートを用意するのも手です。そうして生活習慣に組み込むことで、無理なく続けられるようになります。

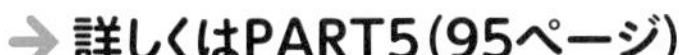
→詳しくはPART5(95ページ)

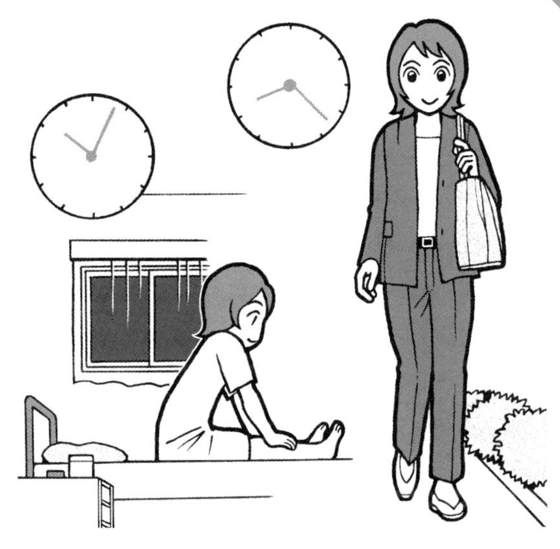

check!

たとえ発症しても、セルフケアしだいで症状をコントロールできる

リンパ浮腫の原因や悪化させる要因は、リンパ節の郭清、センチネンタルリンパ節生検、術後の放射線治療やタキサン系の抗がん剤などのがん治療です。ただ、リンパ浮腫がいつどのように発症するかが、がんの治療法によって決まるわけではありません。発症するか否かは、がんの進行度、肥満、むくみやすい生活スタイルなど、さまざまな要因が影響します。早期に気がつき、セルフケアを行うことで悪化を防ぐことができます。

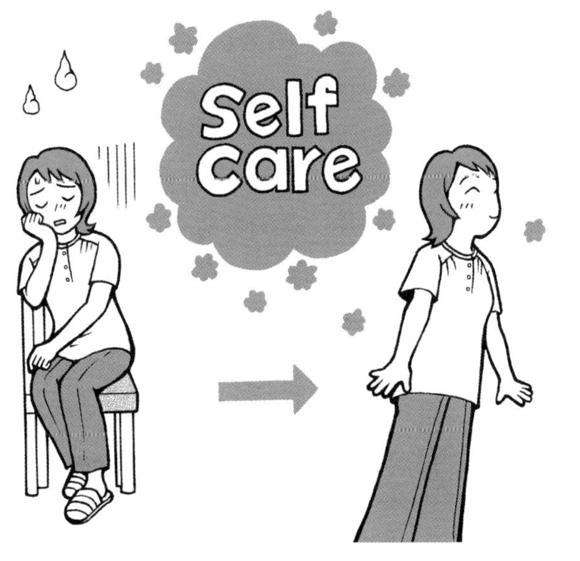

正しく知れば怖くない

リンパ浮腫ってどんな病気？

リンパ系の治療をした人はリスクがあると考える

リンパ浮腫は、乳がん、婦人科がんなどの治療で、リンパ節の郭清（かくせい）や放射線照射により、リンパ節やリンパ管が損傷されたために生じるむくみです。

むくみは生活習慣やほかの病気によっても生じますが、リンパ浮腫は、リンパ管に吸収されなかったリンパ液が、特定の場所にたまるのが特徴です。

リンパ液は、全身の血液循環の過程で毛細血管から漏れ出た水分やタンパク質、脂肪、老廃物などを含む液体です。リンパ管に吸収されれば、最終的に静脈に合流して処理されます。

リンパ浮腫は、治療を受けた人すべてに起こるわけではなく、発症率は2～3割とみられています。ただ、一度、発症すると現在の医学では完治は望めません。損傷を受けたリンパ管を元に戻すことはできないからです。

また、発症時期は多くは治療後3年以内に集中しますが、10年以上たってから発症することもあります。リンパ系を治療したら、リンパ浮腫の発症リスクがあると考えて注意する必要があります。

ケアすれば、重症化せず、仕事や趣味も続けられる

「リンパ浮腫は怖い」と思われる一因は、「象皮病（ぞうひびょう）」と呼ばれる高度なむくみや、「蜂窩織炎（ほうかしきえん）」と呼ばれる皮膚症状の写真を見るからでしょう。でも安心してください。きちんと対処すれば、そこまで重症化することはありません。

じつはひと昔前までは、リンパ浮腫は治す方法がないから、発症したら耐えるしかない、とされてきました。命にかかわるがんの治療のために生じる副作用はしかたがない、というのです。

ただ、重症化しなくても、日常生活にさまざまな不便を感じることがあります。むくみのある手足のだるさから家事や仕事に支障が出たり、服装が制限されるなどです。そのためにうつ状態になることもあります。

そこで近年、さまざまな医療分野で症状を軽減する方法が考案され、ようやく科学的根拠に基づく治療体制が整ってきました。その成果を活用して適切なケアを続ければ、軽症の状態を保ちつつ、生活も仕事も継続できます。

リンパ浮腫とは

リンパ節やリンパ管の損傷により、
たんぱく質などを高濃度に含んだ
リンパ液が、リンパ管に回収されずに、
皮下組織に蓄積した状態。

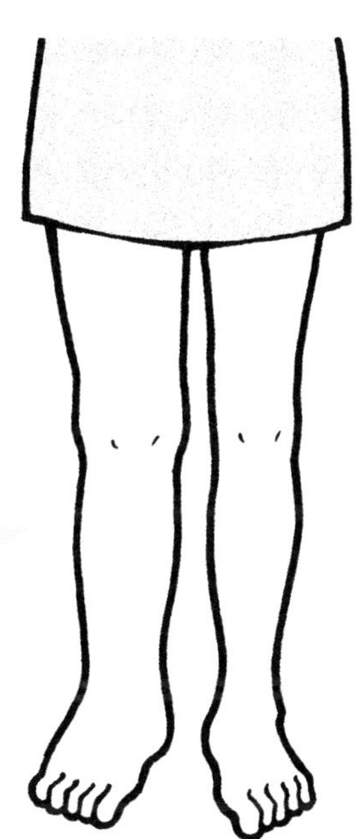

リンパ浮腫 は
どちらかというと
片側におこることが多い

リンパ浮腫でこんな悩みがおこることも

仕事

- 長時間のデスクワークで足がむくむ
- 電車・バスで立っているのがつらい
- 仕事の効率が落ちて、
  周囲に迷惑をかけているのが気がかり

体

- むくみのある腕や脚のだるさ
- 腕が上がらない
- しゃがむのがつらい
- 利き腕に発症したので料理などに不便
- 和室で立ったり座ったりが負担
- 買い物の荷物が持ちにくい

経済

- 保険適用外の治療やサポート用品の
  経済的負担
- 仕事量の減少による収入減

外観

- これまでの服や靴が合わなくなった
- 体の変化が気になって外出する気にならない

あきらめたくないから始めよう!

リンパ浮腫の治療とセルフケア

発症の予防にも有効な4つのセルフケア

リンパ浮腫の治療法は、複数の理学療法にセルフケアを組み合わせた複合的治療です(左ページ)。

スタートは体重管理、運動、スキンケア、生活習慣などのセルフケアです。この4つのケアは、発症前から実践すれば、発症を予防できる可能性があります。肥満、感染、血行を滞らせる生活習慣など、リンパ浮腫が生じるリスクが軽減できるからです。

発症すると、軽症では弾性着衣による圧迫療法や用手的リンパドレナージ、中等症以上では弾性包帯による圧迫療法が加わります。さらに、セルフケアとして行っていた運動も、圧迫療法をしながら行うことで、治療効果が期待できます(36ページ)。

そして軽症や中等症以上の治療をしている間も、セルフケアは引き続き行うことが大切です。体重管理やスキンケアなどの基本のケアに加え、圧迫療法に使う弾性着衣や包帯の着用や管理、感染症の手当など、セルフケアで行うことは多岐にわたります。大変と思うかもしれませんが、これを機に生活をみなおし、セルフケアを組み込んだ新しいライフスタイルを築きましょう(くわしくはPART5)。

治療への意欲と達成感は生活の質を保つ力になる

「完全に治らないのなら、治療をがんばってもしかたがないのでは?」そう考える人もいるかもしれません。

リンパ浮腫が発症した人のセルフケアと生活の質(QOL)との関係を調べた興味深い報告があります。

リンパ浮腫によってさまざまな悩みが生じると、どうしても生活の質が低下して、気持ちも落ち込みがちです。でも、自分の症状についてよく知り、セルフケアによって症状をコントロールできている人は、生活の質があまり低下しないというのです。自己管理ができているという自信が、さまざまな悩みにも、前向きに根気よく対処する力になるのかもしれません。

発症してもあきらめずに自分に合うセルフケアを無理なく続けることで、生活を楽しみながらリンパ浮腫とつき合っていくことができます。

リンパ浮腫の症状と治療

治療法は症状とともに増えますが、セルフケアはどの段階でもベースとなります。

予防指導

- セルフケア指導 ［生活指導　スキンケア　運動　体重管理］

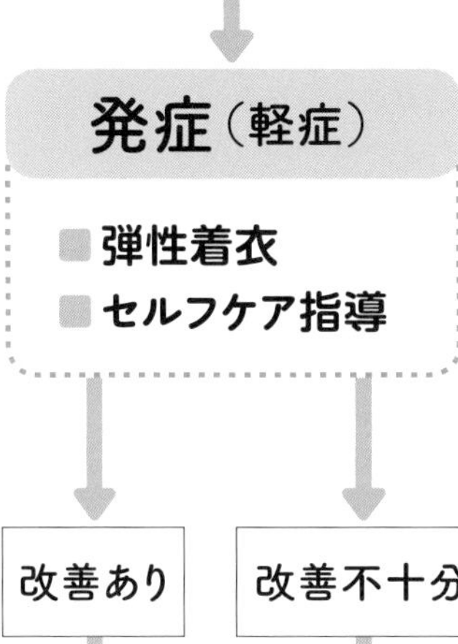

発症（軽症）

- 弾性着衣
- セルフケア指導

改善あり

改善不十分

発症（中等症以上）

- 弾性包帯（可能なら弾性着衣へ）
- 用手的リンパドレナージ
- 圧迫化の運動
- セルフケア指導

セルフケア確立へ（3～6か月ごとに検診）

※徐々に検診を減らしていき、セルフケアに移行。その後は3～6か月の定期検診へ

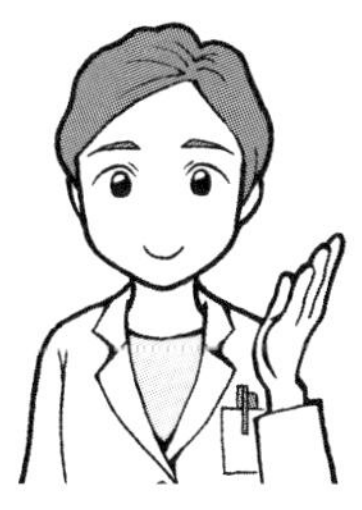

セルフケアは、発症前は発症予防のために、発症後は悪化を防ぐために効果的です

「リンパ浮腫診療ガイドライン2018年版」（日本リンパ浮腫学会編）より改変

早期発見のポイント①

自分の発症しやすい場所を知る

治療したリンパ節の周囲に発症しやすい

リンパ節とは、複数のリンパ管が集まる、いわばリンパ管の流通ターミナルです。がん細胞や細菌、ウイルスなども集まるため、がんの転移を防ぐために、病巣に近いリンパ節を切除（郭清）したり放射線を照射したりします。

そのためにそのリンパ節につながっていたリンパ管からリンパ液があふれ、むくみを発症します。

ただ、治療直後の浮腫は、周囲の毛細リンパ管を迂回路にして別のリンパ節に流れ込むことで、多くの場合解消します。しかしその後、迂回路のリンパ管の流れが悪くなると、リンパ液が滞り、慢性的なむくみが生じることがあります。これがリンパ浮腫です。

リンパ浮腫が起こるのは、治療したリンパ節の周囲です。リンパ液は、表皮に広がる毛細リンパ管から吸収され、より太いリンパ管に合流して体の奥へ向かい、最終的に鎖骨下の静脈に流れ込みます（115ページ）。

こうしたリンパ液の流れは一方通行で、正常なら逆流しません。しかし、通行障害が生じると、あふれたリンパ液は逆流してたまる（121ページ）ため、リンパむくみは治療したリンパ節より下位の場所（体の末端に近いほう）に生じます。

たとえば、乳がんで腋窩リンパ節を郭清した場合は、同じ側のわきの下や腕がむくみます。婦人科がんで骨盤リンパ節を郭清すれば、骨盤より下の下腹部や陰部、脚にむくみが生じます。

体の左右、上肢と下肢を超えて発症することは少ない

体の表面を走るリンパ管は、リンパ分水嶺（体液区分線ともいう）と呼ばれる境界線によって流れが分断されています（24ページ）。

そのため、乳がんで右側の腋窩リンパ節を郭清した場合に、リンパ浮腫が左側に出ることはありません。

同じように、婦人科がんの治療で生じるリンパ浮腫は下半身に限られ、上半身にむくみが出ることはありません。

なお、婦人科がんで骨盤内のリンパ節を治療して、リンパ浮腫が脚に生じた場合、左右どちら側に発症するかは予測できません。両脚に出る可能性もあります。

治療後のリンパ液の流れ

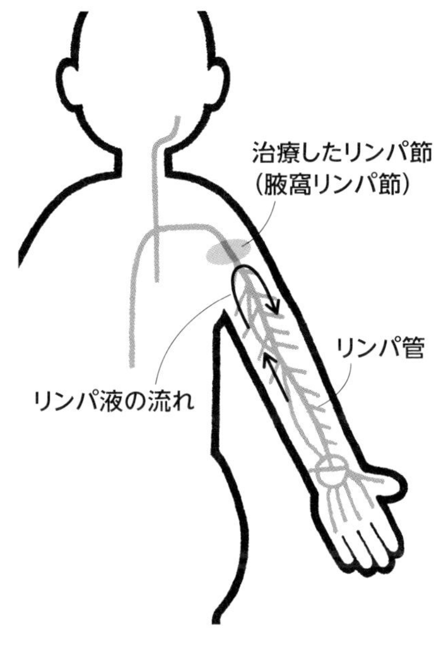

乳がんの場合

郭清（かくせい）または放射線治療を受けるのは腋窩（えきか）リンパ節。手指やわきの下からこのリンパ節に流れ込んでいたリンパ液が、行き場を失って逆流すると、腕やわき周辺にむくみが生じやすくなる。

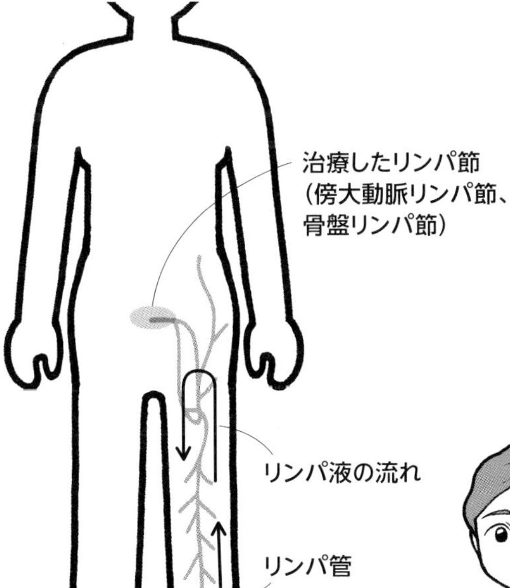

婦人科がんの場合

郭清または放射線治療を受けるのは、下腹部にある傍（ぼう）大動脈リンパ節や骨盤リンパ節。足先からこれらリンパ節に流れ込んでいたリンパ液が遮断されて逆流すると、両脚にむくみが生じる。

リンパ節に流れ込んでいたリンパ液の流れが遮断されると、逆流しやすくなり、むくみを生じます

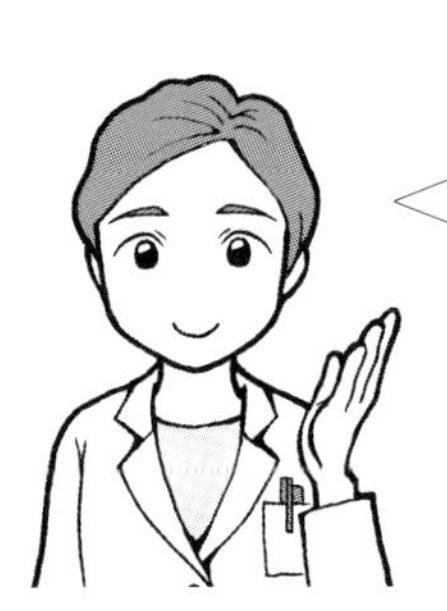

図資料：がん看護専門看護師・リンパ浮腫療法士 熊谷靖代

自分のリンパの状態を描いてみよう

1 がんの治療を受けた場所に
×を記入する。

2 ▶ **発症していない場合**

23ページを参考に、
発症しやすい場所に斜線を引く。

▶ **発症している場合**

リンパ浮腫が発症している場所に
斜線を引く。

（例）乳がんを手術したAさんの場合

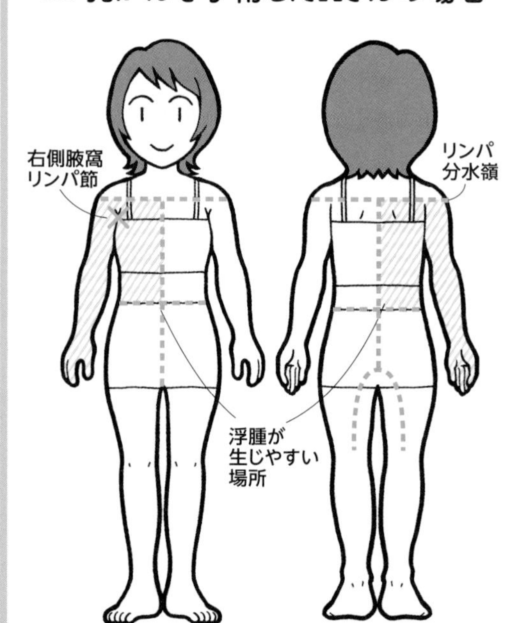

Aさんは右側乳房を手術し、右腋窩リンパ節の郭清術を受けた。 左乳房の場合は左右が逆になる。

リンパ分水嶺

図に描くことで客観視でき、観察しやすくなります。 発症している方は、今の状態を描きましょう

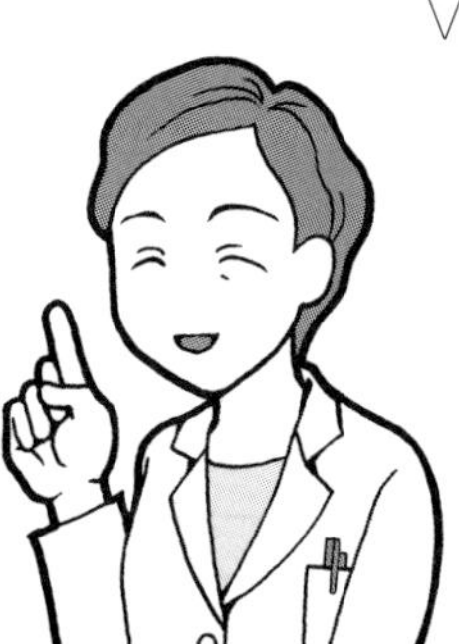

自分の体を観察しよう

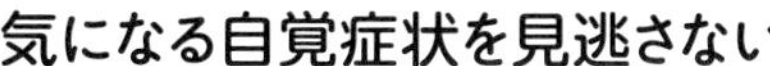

気になる自覚症状を見逃さない

片側の腕だけ、なんとなく重だるい、腕や脚の一部がパーンと張っているような気がするなど、「ちょっと変だな」という自分の感覚は、意外に当たっているものです。翌日も続くようなら要注意。指で押してみて、押した跡がしばらく残る、という場合は、むくみの可能性があります(26〜27ページ)。

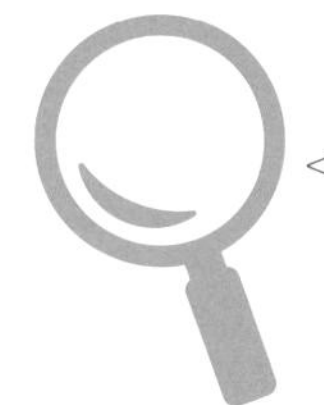

発症しやすい場所をチェックしよう!

発症しやすい場所がわかったら、ときどきチェックしましょう。いち早く気づくことができます。

左右の太さをチェックしよう

腕や脚の太さを定期的にチェックしていれば、明らかな兆候が現れる前に、むくみの発症に気づくことができます(詳しくは28〜29ページ)。腕や脚のほか、ブラジャーのホックが留めにくくなった、時計や指輪がきつくなった、パンツのお尻がきつくなった、といった自覚症状も要注意です。

スキンケアで乾燥をチェック

腕や脚をやさしくさすりながら、皮膚を観察してみましょう。やわらかく、しっとりとした状態が理想です。年齢に応じた変化もありますが、それを加味しても、これまでよりかたくなっていたり、乾燥して荒れたりしている部分があれば要注意です。むくみが生じてくると、皮膚が引き延ばされるので薄くなり、保水力が低下して乾燥しやすく、傷つきやすくなるからです(82〜88ページ)。

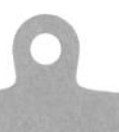

見えにくい
背中やおしりも忘れずに

乳がんの場合は上腕部の後ろ側、わきの下から肩甲骨にかけての背中、婦人科がんであれば、太ももの内側や後ろ側、腰やお尻など、自分では見えにくい場所は、鏡に映すなどしてできるだけ観察してみましょう。スマホを使って撮影するのもおすすめです。

静脈の見え方、
関節のしわをチェック

腕の内側などの静脈の見え方、足首や手首、ひじなどの関節部分のしわの寄り方を観察してみましょう。もう一方の腕や脚に比べて静脈が見にくくなった、しわが浅くなった、あるいは、腕の外側の皮膚がつまみにくいといった場合は、むくみが始まった兆候かもしれません。

早期発見のポイント②

初期に現れる自覚症状を知ろう

リンパ浮腫の兆候は人それぞれ。患者さんの体験談なども参考に、自覚症状の例を部位別にまとめました。

上肢（乳がんの場合）

上腕裏側～肩甲骨まわり

（鏡＆家族でチェック）

- ❏ 皮膚がつまみにくい
- ❏ 押すと圧迫跡が残る

腕

- ❏ だるいが、上にあげていると軽くなる

腕～わきの下

- ❏ 押すと圧迫跡が残る

前腕内側

- ❏ 静脈が見えにくい

わきの下

- ❏ わきの下に物がはさまっているように感じる

ひじ

- ❏ 曲げにくい

ひじ内側

- ❏ 皮膚がつまみにくい

手首

- ❏ 曲げにくい

手の甲

- ❏ むくみや痛みを感じる
- ❏ グーに握ったとき、違和感を感じる

その他の自覚症状

- 皮膚が乾燥しやすく、カサカサ
- 寝たときに背中の片方が盛り上がっているように感じる
- 治療側の衣服の袖口や指輪がきつい
- 治療側の腕だけ、衣服、腕時計、ブレスレットの跡がつく
- ブラジャーの跡が消えにくい
- むくみが一晩寝たら治ることもあるが、気がつくとまたむくんでいる。

手の指

- ❏ 重だるい
- ❏ 握りにくい

下肢（婦人科がんの場合）

陰部～下腹部

- ❑ 腫(は)れぼったい感じがする

腰～お尻～太ももの裏側

（鏡＆家族でチェック）

- ❑ 皮膚がつまみにくい
- ❑ 押すと圧迫跡が残る

鼠径部(そけいぶ)

- ❑ 曲げにくい
- ❑ 足のつけ根が痛い

脚

- ❑ 脚を高く上げると軽くなる
- ❑ 押すと圧迫跡が残る

ひざ

- ❑ ひざが曲げにくい
- ❑ 正座がしにくい

その他の自覚症状

- 足がだるい
- 皮膚が乾燥してカサカサしている
- 立っていると足が疲れる
- 立っていると足がすぐにむくむようになった
- 下着やストッキングがきつくなった
- 靴のサイズが両足で違うようだ
- 靴下の跡がつきやすくなった
- 足を挙上すると楽になり、一晩寝ると足のだるさがとれる
- 入浴すると足のだるさが楽になる

足首

- ❑ 腫れぼったい感じがする
- ❑ くるぶしの骨が見えにくくなった
- ❑ 回しにくい

足の指

- ❑ 重だるい
- ❑ 握りにくい

足背

- ❑ 腫れぼったい感じがする
- ❑ 甲の骨が見えにくい

資料提供：千葉大学大学院看護学研究科 増島麻甲子／一般社団法人キャンサーフィットネス

気になる部位を測っておこう

治療前と比べることで早期発見に役立つ

リンパ浮腫の初期の兆候は人それぞれで、自覚症状がわかりにくいこともあります。より確実に知るためには、気になる部位を「見る」「触る」だけでなく、腕や脚の太さを「測る」ことがおすすめです。

片側が正常であれば、むくみが生じた側との左右差を比較する方法もあります。ただ、もともと発症する前から腕にの太さに左右差がある場合もあるため、注意が必要です。

そこで、より正確により早く、リンパ浮腫の発症を見つけるために、がん治療前の正常なときに太さを測っておき、リンパ浮腫の自覚症状が出てきたら計測して比較するよう推奨されています。

もしがんの手術前に測っていなかったら、手術後の一時的なむくみが治まったところで測っておいて、再びむくんできたら測って比較するとよいでしょう。

また、リンパ浮腫の治療を始めてからも、計測を続けていけば、治療の効果が確認できます。

週に1回、時間と場所を決めて測ろう

計測する場所は、左ページに紹介したように、上肢は、腕の3か所と手の平の合計4か所、下肢は5か所です。

発症して中等度以上に進行し、圧迫療法の多層包帯法（48ページ）を行う場合などはさらに細かく計測しますが、むくみの早期発見と進行度をチェックするには、このくらいで十分だとされています。

むくみは1日のなかで変動するので、「朝食の前」などと決めてできるだけ同じ時間に測りましょう。

腕、脚とも、左右を測ります。治療した側だけでなく、正常な側もチェックしていれば、万が一、両側に発症したときに気づくことができます。測定はメジャーで行います。100円ショップなどで販売されているもので十分です。

なお、わきの下や腰まわりなど、腕や脚以外の場所については、標準的な測定方法はありません。それでも、毎回、同じ場所を継続して測るようにしていれば、目安として役立ちます。

脚の計測位置

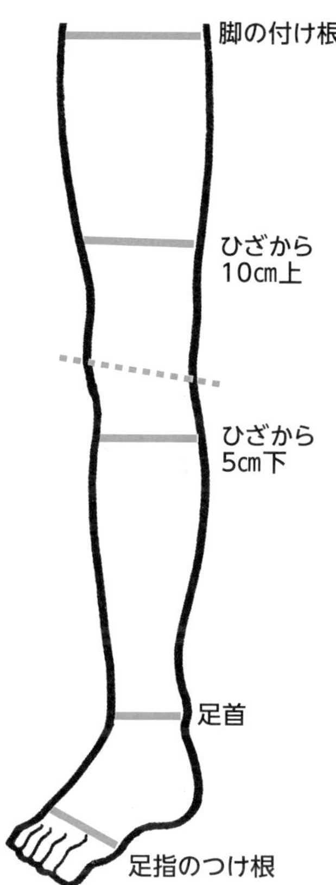

腕の計測位置

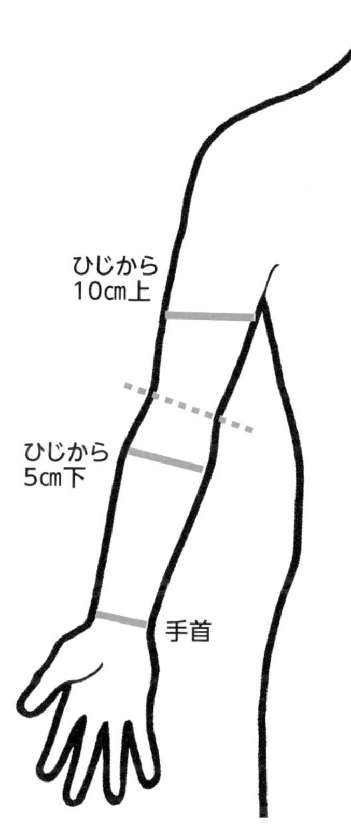

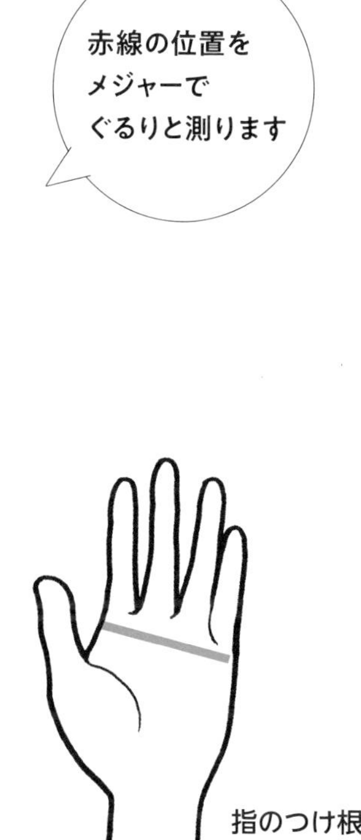

出典：「リンパ浮腫診療ガイドライン2018年版」（日本リンパ浮腫学会編）より改変

計測のポイント

- いつも同じ位置を測る。測るときの姿勢もできるだけ変えないこと。
- 腕と脚それぞれ左右とも測る。
- 1日のうちのできるだけ同じ時間帯に測る。
- 毎日測る必要はないが、1週間に1回や月に1回など、間隔を一定にすると変化がわかりやすい。

結果を記録しよう

スマホのメモ帳やスケジュール帳を利用してもよい。104〜105ページの表のような、体重や運動、食事などの記録に記入しておいたり、照らし合わせられるようにしておくと、むくみの状態とライフスタイルとの関係も見えてきて、セルフチェックの目安になる。

患者スクール座談会から①

わたしが発症に気づいたきっかけ

本書の制作にあたって、リンパ浮腫患者スクールの受講生の皆さんと、たびたびオンライン座談会を開きました。そこで語られたのは、体験談や、日々の工夫、悩みなど患者同士だから話せる本音でした。その一部をご紹介していきます。

※座談会の記録を基に、再構成して紹介しています。

ある日突然、指が腫(は)れて

手術から2年後、パソコン仕事をしている時に、しびれや重だるさを感じるようになったのですが、特に何もしなかったのです。それから半年くらいたったある日、突然、指先までパンパンに腫れて指が曲がらなくなってしまって……。自分でドレナージをしても治らないので乳腺(にゅうせん)外科を受診したところ、リンパ浮腫と診断されました。

すぐに形成外科を紹介してもらって保存治療とともにリンパ管静脈吻合(ふんごう)術の手術を受けたら、線維化が中まで進んでいて、重症だと言われました。(Hさん)

自分は大丈夫と思っていたら……

乳がんの術後2年頃、左腕だけが太くなっているのに気づいて愕然(がくぜん)としました。退院時にリンパ浮腫の説明を受けていましたが「自分はなることはない」と思っていたのです。その頃疲れがたまっていたのも影響したかもしれないなと思います。

主治医に相談したら「専門ではないので」と、リンパ浮腫外来を紹介してくれたのですが、予約が全然とれなくて……。自分でも探し、ようやく治療が受けられる今の施設にたどり着きました。(Sさん)

重い荷物を背負って移動中に

卵巣がんで下肢リンパ浮腫です。術後2年くらいのとき、重い荷物を背負って移動中に、「あれ？　尿もれ？」と違和感を感じました。確認すると尿ではなく、何か液体が漏れていました。チリチリピリピリとした痛みも感じました。その後、超音波検査などを受けてリンパ浮腫と診断されました。まだ初期なので、弾性ストッキングを着けて運動に励んでいます。(Kさん)

きっかけは海外旅行

卵巣がんの治療後2年ほどしてから海外旅行に行ったときです。右足の太ももが左に比べて少し太いなと思ったのです。でも同行の友人に聞くと、わからないといわれた程度でした。それなのに、スカートの生地が当たるだけでもピリピリ痛むようになって、リンパ浮腫なのかしらと、不安でたまりませんでした。

帰国してすぐに外来を受診したところ、II期の前期と診断され、それ以来、弾性ストッキングを着けています。(Aさん)

PART 2

リンパの流れを促そう！
運動と圧迫療法

運動や圧迫療法は、リンパの液の流れを促し、
むくみの悪化予防や改善につながる、ぜひ続けてほしいセルフケアです。
体を動かすことが苦手な方でも気楽に続けられる、
さまざまなエクササイズを紹介します。
また、自分に合う弾性着衣を選ぶ方法を知っておくと、
ストレスが減り、より快適に過ごせますよ。

どんな運動をしたらよいの？

運動は、リンパ浮腫を防ぎ、発症後の改善にも効果的

運動は、健康を維持するために欠かせない生活習慣ですが、それは、がんサバイバー[※1]にとっても同じです。

リンパ浮腫のリスクのある患者さんを対象にした研究で、乳がんでは筋力トレーニング、婦人科がんではウォーキングを続けることで、リンパ浮腫の発症率が低下すると報告されています。

リンパ浮腫発症後も、乳がんについては、ウォーキング、ピラティス、筋力トレーニングによって症状が軽減し、筋力が向上したとの報告が複数あり、運動の治療効果が認められています。

一方、婦人科がんによる下肢のリンパ浮腫発症後の運動については、研究報告が少なく、まだ科学的な評価が定まっていませんが、無理なく行えば悪影響はなく、心身の健康を保つ効果があると考えられます。

座りっぱなしの時間を体を動かす時間に置き換える

では、どんな運動をすればよいのでしょうか？　おすすめしたいのは、左ページに示した、有酸素運動、筋力トレーニング、ストレッチの3つです。

そんなに！　と驚くかもしれません。でも、運動には、体力の向上を目指す運動だけでなく、仕事や家事、通勤などの生活活動も含まれます。

たとえば、自転車に乗って買い物に行けば有酸素運動、ぞうきんで床をみがけば筋力トレーニングです。そんな生活活動に、運動メニューをちょっと加えれば、十分に運動効果が得られます。

ＷＨＯ「身体活動・座位行動ガイドライン」も、がんサバイバーにとって、生活活動と運動を合わせた身体活動は、「総死亡率、がん特異的死亡率、およびがんの再発あるいは二次発がんのリスクを低下させる」として、日常的に積極的に行うようすすめています。

大切なことは、座りっぱなしの時間を減らすことです。座りっぱなしの時間[※2]が1日11時間以上の人は、4時間未満の人に比べて死亡リスクが1.4倍に高まると報告されています。座りっぱなしは、血液やリンパの循環を滞らせてリンパ浮腫のリスクも高めます。まずは座りっぱなしの時間を、動く時間に代えることからスタートしましょう。

※1「がんサバイバー」は、がんと診断された方、がん治療中の方、がん治療を終えた方など、すべての「がん体験者」を指します。語源は、ラテン語の“Sur”「超えて」＋”vivere”「生きる」　※2 オーストラリアの西シドニー大学が45歳以上の約22万人を対象に行った座位時間と死亡状況の調査研究（2012年）「The 45 and Up Study」より

3つの運動を組み合わせよう

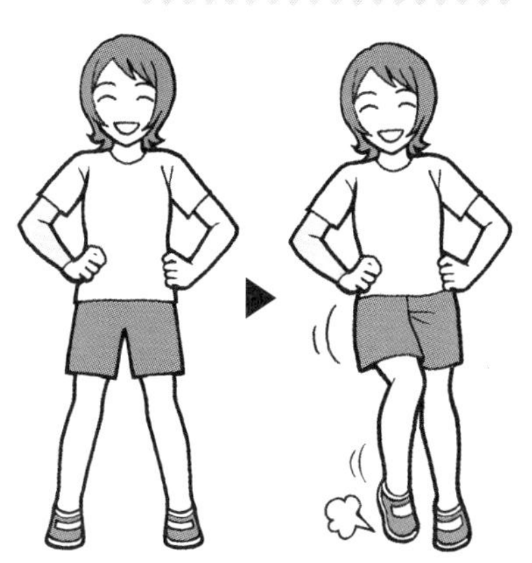

有酸素運動

有酸素運動とは、息が弾み、汗をかくような運動を指します。心肺機能を鍛えて持久力を養うとともに、胸の奥深くにある胸管のリンパの流れを促し、全身のリンパの流れを改善する効果も期待できます。ウォーキングやサイクリング、水泳、軽いエアロビクスなどがおすすめです。

→ おすすめ有酸素運動　60～63ページ

筋力トレーニング

筋肉は、全身持久力を支えるエネルギー源となり、ダイエットを成功させるためにも減らしたくありません。負荷をかけて筋肉を収縮させると、リンパの流れを増大させる筋ポンプ作用となり、リンパ浮腫の予防にも改善にも効果的です。ただ、中には逆効果になる運動もあるので注意が必要です（59ページ参照）。

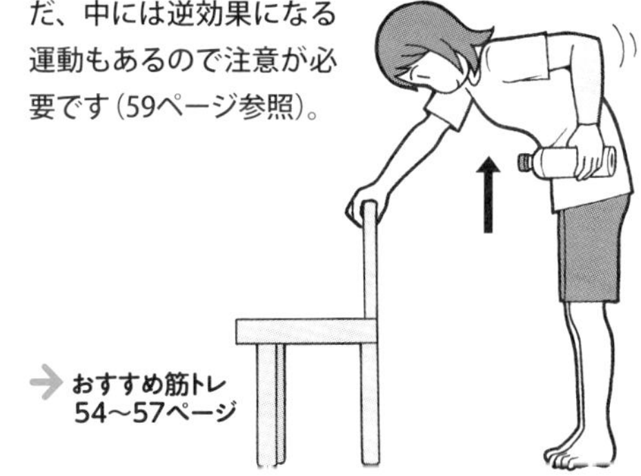

→ おすすめ筋トレ
54～57ページ

ストレッチ

ストレッチは、関節の動きをよくして筋肉をやわらかく保ち、やはり、リンパの流れをよくする効果が期待できます。有酸素運動や筋力トレーニングを安全に行うためのウォームアップやクールダウンとしても大切です。また、ストレッチは体への負担が少ないので、運動習慣のない人が運動を始めるには最適です。

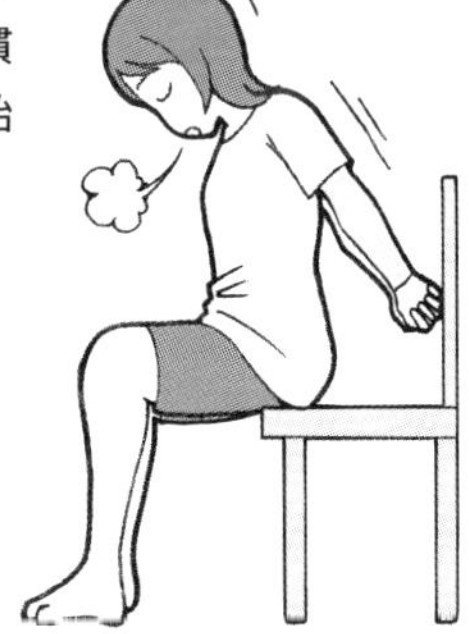

→ おすすめストレッチ
50～53ページ

腹式呼吸をしてから運動を始めよう

有酸素運動や筋力トレーニングを始める前の準備運動として、ストレッチとともにすすめられているのは腹式呼吸です。

体中のリンパ管は合流しながら最終的に胸管と呼ばれる太い管になって体の奥を通り、静脈に合流します。腹式呼吸は、その胸管の流れをよくする効果があります。

大きく息を吸っておなかをふくらませ、ゆっくりと静かに息を吐きましょう。力まずに大きくゆったり呼吸をくり返すだけでも効果的です。

まずは
ここから！

今より10分多く動こう

10分座っているかわりに体を動かそう

これまで運動習慣がない人、しばらく運動から遠ざかっていた人などは、運動を始めることに尻込みしてしまうかもしれません。そんな場合は、座っている時間を少しずつ減らす工夫から始めましょう。

テレビを見ながら、部屋のかたづけや掃除をしましょう。戸棚や壁をふけばストレッチに、窓ふき、床みがきなら筋力トレーニングになります。

そうして動く時間を、5分、10分と増やしていくうちに、心地よい疲れとともに、体が軽く感じられて、気分も軽くなってきませんか？　運動をする準備が整ってきたサインです。

外出するときは、近距離なら車を自転車に代えることで、有酸素運動ができます。ウォーキングもおすすめ。息がはずんで少し汗ばむくらいの早足で歩けば、有酸素運動になります。最初は10分で疲れても、回数を重ねるうちに、20分、30分が楽に歩けるようになるものです。

今までより10分、体を動かすだけで、「死亡リスクが2.8％」「生活習慣病発症が3.6％」「がん発症が3.2％」低下するという研究報告があります。※

厚生労働省の「アクティブガイド」では「あと10分体を動かそう」とすすめており、最終目標を、1日に60分（65歳以上は40分）としています。毎日、10分ずつ増やしていけば体も慣れ、40分、60分も無理なく到達できそうですね。

治療中の方へ

食事量が少ないときは、運動量も控えめに

ホルモン療法や化学療法を受けている人、再発して経過観察中の人も、医師から運動を禁止されていなければ、運動を控える必要はありません。

ただし、体力に応じて運動量を加減しましょう。体力の目安になるのは食事の量です。特に、ごはんやパンなどの主食、肉や魚などのたんぱく質のおかずの量をチェックしましょう。

食べられる量がふだんの半分なら、体力も半分程度と考えて、運動量も半分にしましょう。1日最大30分（65歳以上は20分）が限度です。そうした場合でも、少しでも体を動かすほうが副作用が軽くなり、体調がよいことがわかっています。

※「健康づくりのための身体活動基準2013」（厚生労働省）より

今より10分多く動くアイデア

車を自転車やウォーキングに

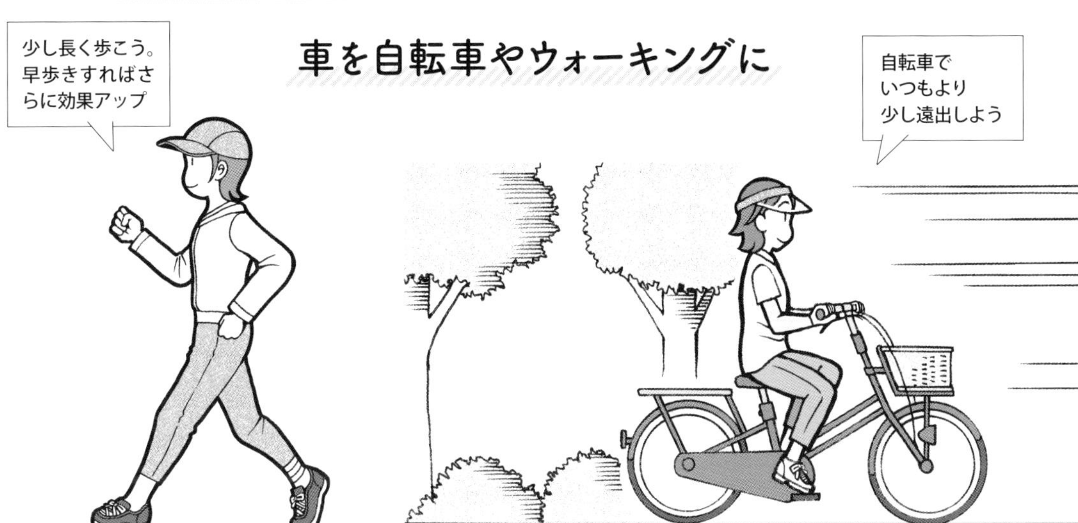

少し長く歩こう。
早歩きすればさ
らに効果アップ
自転車で
いつもより
少し遠出しよう

家事をしながらストレッチ＆筋トレ

やりすぎはNG！
疲れる前に
やめましょう

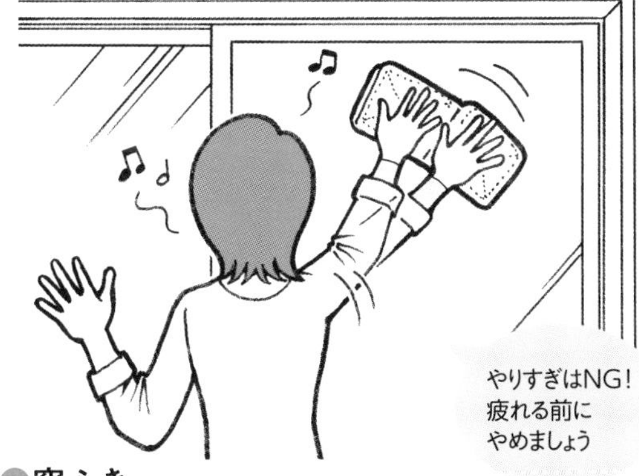

●窓ふき

背筋を意識して腕を大きく動かし、背伸びをしてふけば、全身のストレッチ＆筋トレに

●床そうじ

掃除機やモップをかけるときは、腕を大きく動かすことで背筋足腰の筋トレに

●洗車

腕を大さく動かし、ピカピカにみがこう！　高い位置にも手を伸ばしてふけば、ストレッチ効果大

●風呂掃除

浴槽だけでなく、壁や床もみがき上げることで、運動量がアップ

テレビを見ながらストレッチ＆筋トレ

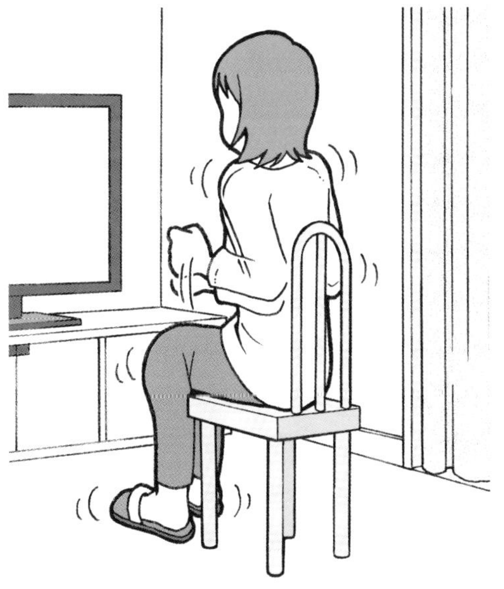

座りながら、手首やひじを回したり、肩を上下したり、グーパーをくり返したりする。下肢は貧乏ゆすりをするのもおすすめ

●立ち上がって動いてみよう

立ち上がって脚の屈伸、かかとの上げ下げ、太ももの上げ下げを

むくみが起きたら圧迫療法を始める

腕や脚を圧迫することで、リンパ液の回収を促す

圧迫療法は、むくみのある腕や脚に弾性着衣や弾性包帯をつけて圧迫する治療法です。圧力をかけることで、毛細血管から血漿（けっしょう）が漏（も）れ出すのを抑え、皮下組織にたまったリンパ液の回収を促し、むくみを軽減します。

圧迫療法は、リンパ浮腫の治療法のなかで、治療効果がもっとも科学的に証明されている方法です。ただし、正しく行わないと逆効果になります。特にむくみとともに炎症や血行障害がある場合、心機能のリスクがある場合などは、症状の改善を優先します。かならずリンパ浮腫の専門医の診断と指導を受けて行うようにします。

弾性着衣は正常な形を維持し、弾性包帯は変形を修正する

最も重要なポイントは、むくみの程度に応じた圧迫方法を選ぶことです。軽症のリンパ浮腫では弾性着衣、中等症以上では、弾性包帯を使います。

弾性着衣と弾性包帯の違いは、着衣は製品ごとに設計された一定の圧力をかけるのに対して、包帯は巻き方によって圧力を変えることができることです。

中等症以上のリンパ浮腫では、場所によってむくみの強弱が生じて、腕や脚の形が変化します。そこに弾性着衣を着けると、くい込みや血行障害を生じる可能性があります。そこで弾性包帯を巻いて形を整えます。

弾性包帯を一定期間着けて形が整えれば、弾性着衣による圧迫療法にします。弾性包帯を24時間着けつづけることは現実の生活ではむずかしいからです。

医師の指示とともに、医療者のアドバイスが必須

リンパ浮腫の症状は個人差が大きく、しかも変化します。そこで、医師による圧迫圧の指示に基づいて、製品選びや着脱方法などを指導するのは、リンパ浮腫の専門知識を持つ理学療法士、作業療法士、看護師などの医療者です。

弾性着衣で治療中でも、夜間だけ弾性包帯を巻く、あるいは夜間用弾性着衣（48ページ）でよい場合もあります。セルフケアができるかどうかは、そうした適切なアドバイスを受けられるかどうかに左右されます。

弾性包帯

弾力のある包帯で巻き方によって
圧力を変える（48ページ）

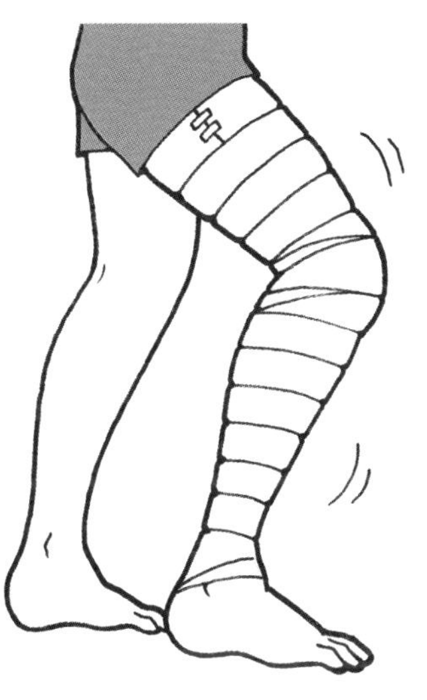

弾性着衣

圧力を設計されたスリーブなどを着用して
圧迫する（40〜49ページ）

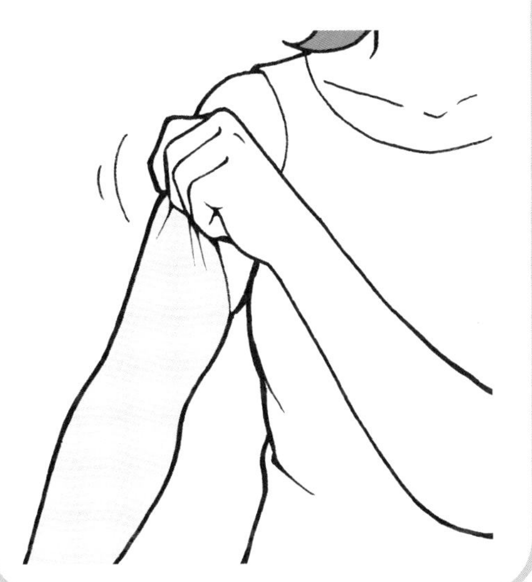

中等症以上は「弾性包帯」で治療後、「弾性着衣」で維持する

中等症以上では、弾性包帯を使う多層包帯法によって、たまったリンパ液を押し流し、むくみによって生じた腕や脚の変形を改善します。短期間に集中的に治療することから「集中排液期」と呼ばれ、重症の場合は入院治療が行われます。

「集中排液期」後、また、軽症で変形が少ない場合は、弾性着衣を着けてリンパ液の流れを促し、正常な形を維持します。この「維持・改善期」をできるだけ長く続けることが、リンパ浮腫の治療の目標となります。

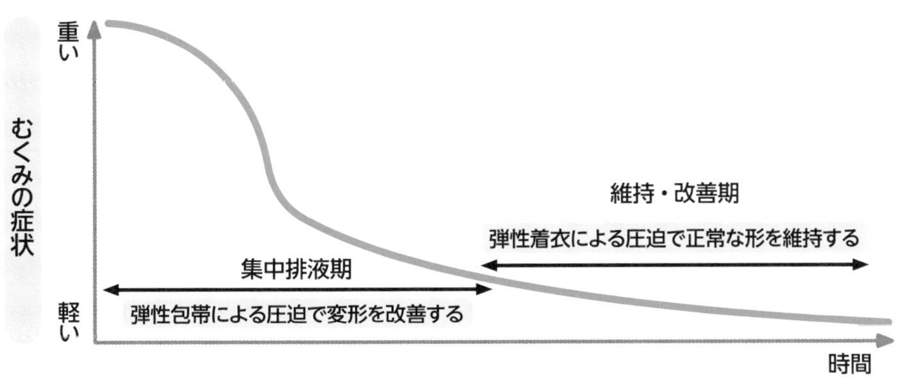

出典：『Q&Aで学ぶリンパ浮腫の診療』日本がんサポーティブケア学会編（医歯薬出版株式会社）より一部改変

弾性着衣をつけて運動しよう

圧迫しながら運動をしてリンパの流れを促進！

リンパ浮腫が発症したら、圧迫治療として弾性着衣や弾性包帯をつけますが、運動も圧迫した状態で行います。リンパ浮腫の治療として行う運動療法は、こうした圧迫下運動が前提です。

弾性着衣・包帯で皮膚を外から圧迫しながら運動をして、筋肉を収縮させると、皮下組織に内側からも圧力がかかります。筋肉が収縮を繰り返すたびにポンプのように作用してリンパ管を圧迫するので、リンパ液の流れが促され、組織間にたまった組織液もリンパ管に再吸収されやすくなります。

また、この筋ポンプ作用は、リンパ浮腫に悪影響を与える静脈のうっ滞を防ぎ、循環を促す効果もあります。

なお、この筋ポンプ作用は、日常的な歩行や立ち座りによっても生じます。

運動中、弾性着衣や包帯がずれたらこまめに直そう

圧迫療法に使う弾性着衣・包帯は、40ページから改めて紹介しますが、運動するときも、日常生活で着用している弾性着衣・包帯をそのまま使います。

弾性着衣や弾性包帯を着けて運動をすると、どうしてもずれてきます。そのまま動いていると、ゆるんだり逆に締めつけが増したりして、むくみの悪化やしびれなどトラブルを招くことはあります。

左ページにずれが生じやすい箇所とチェックポイントを示しました。こまめに点検して、こまめに直しましょう。

弾性包帯の巻き直しは簡単ではありませんが、順番にはずしていけばずれた場所はすぐに見つかります。慣れてくればずれやすい場所がわかってきて、修正のコツもわかってきます。

つらい、めんどうだからと圧迫をゆるめると逆効果に！

弾性着衣や包帯はもともと動きにくい仕様なので、それをつけて運動するのは最初、つらいかもしれません。

だからといって指定の圧迫圧より低いものを使うと、治療効果が得られないだけでなく、運動することでかえってむくみが悪化してしまうことがあります。必ず指定の圧迫圧のものを着用して行いましょう。

「弾性着衣・包帯のずれ」チェックポイント

弾性着衣の場合

動いてしわが寄ってきたら、こまめにチェックして直しましょう

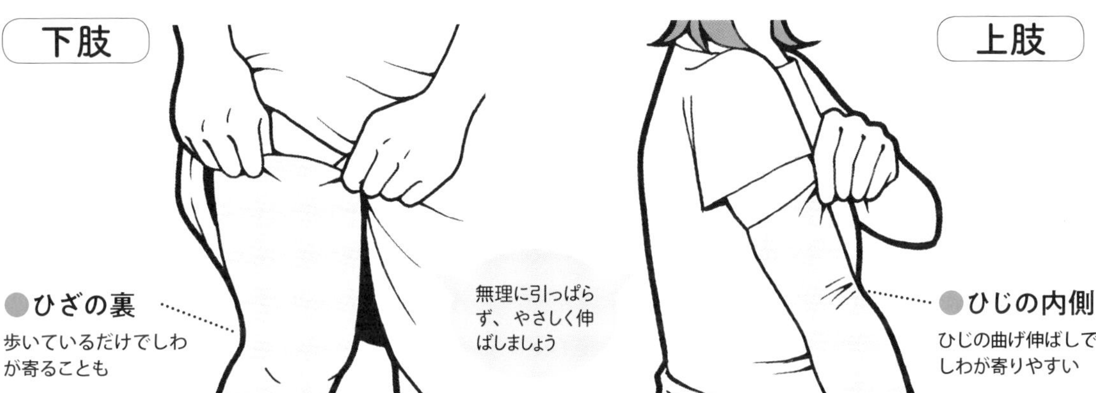

弾性包帯の場合

少しでも痛みやしびれを感じたら、包帯を巻き直しましょう。また、運動中、圧迫していない部分のむくみが強くなることがあります。 運動前後に観察しましょう

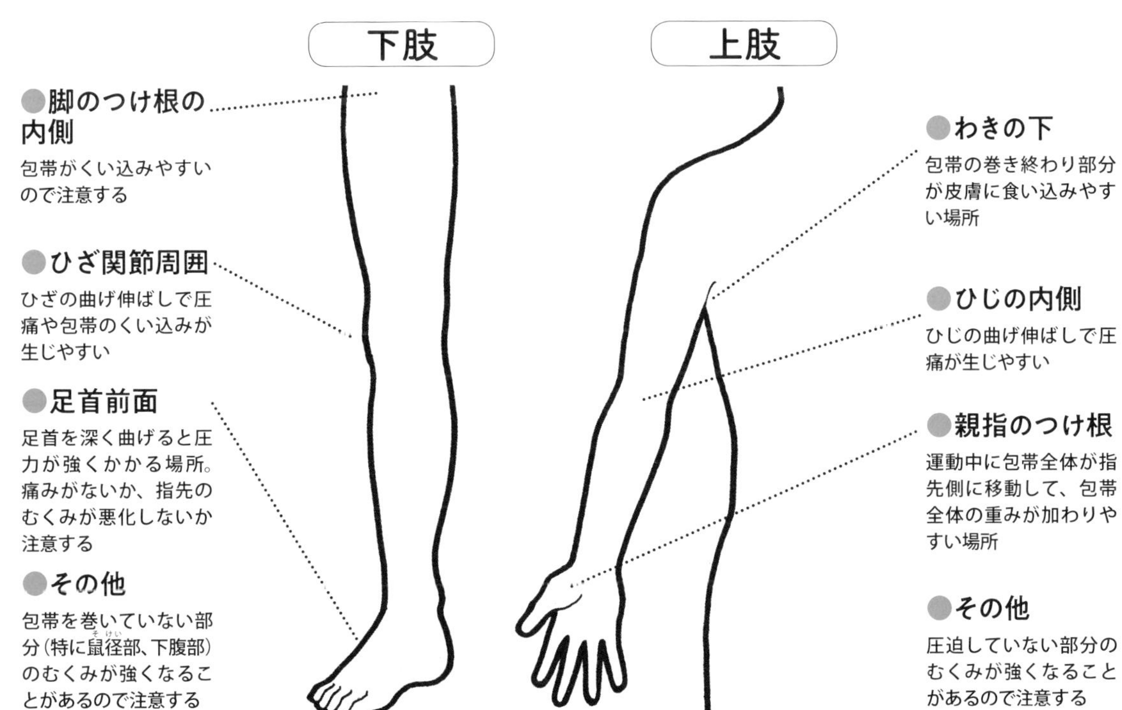

選び方のポイント

自分に合う弾性着衣を見つけよう！

自分に合うものを選ぶために、サイズや圧迫圧の設定、素材や製法の違いを知っておきましょう。

サイズ

こまめな採寸と試着で選ぼう

弾性着衣はゆるみがあると治療効果が得られません。逆に、きつすぎれば、むくみを悪化させる心配があります。それだけに、自分の体に合うサイズを選ぶことがとても大切です。

S、M、Lなどのサイズ表記は、メーカーによって基準値が異なります（下の表参照）。かならず数値を見て確認しましょう。

なお、各サイズの基準値は多くの場合、幅が設けられています。それぞれの幅の中央値が、既定の圧迫圧になるよう設計されています。採寸した自分のサイズが、商品表示サイズの最小値、あるいは最大値に近い場合は、2つのサイズをそろえるのが理想ですが、1つ選ぶなら、大きめのサイズを選ぶとよいでしょう。

素材や、製法、厚みなどでフィット感は違ってきます。必ず試着して選びましょう。

スリーブサイズはメーカーによって異なる

※単位はいずれもcm

A社（国産品）

サイズ	XS	S	M	L	XL	XXL
上腕周囲	24〜30	26〜32	28〜34	30〜36	32〜38	34〜40
ひじ周囲	23〜25	24.5〜27	26〜29	27.5〜30.5	29〜32	30.5〜33
手首周囲	14.5	16	17.5	19	20.5	22

B社（ドイツ製品）

サイズ	SS	S	M	L	LL
上端部	22〜31	25〜34	29〜38	33〜43	36〜46
前腕部	17〜21	21〜25	25〜29	25〜29	29〜33
手首	14〜18	14〜18	14〜18	17〜22	19〜22

●サイズは購入時に測り直そう

医療機関で測ってもらった数値をずっと使いまわしていませんか？　むくみが発症したあとの腕や脚の周径は、体調や1日の時間帯などで変化します。弾性着衣を選ぶときは、当日の朝と試着前など、時間をあけて1日2回くらいは測ってみて、最も大きい値を目安にしましょう。

なお、どの部分を採寸するかは、メーカーやブランドによって異なります。購入店で確認しながら測ってもらいましょう。

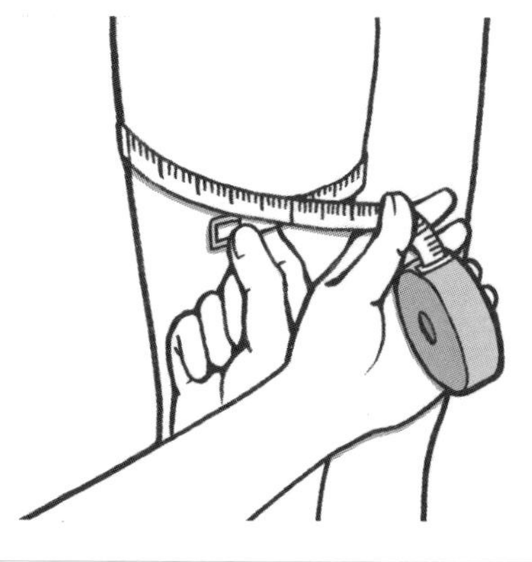

クラス表示より
数値をチェック！

圧迫圧

弾性着衣を選ぶ一番の目安は、医師から指示される圧迫圧です。医師が指示する圧迫圧は、上肢では20〜40mmHg、下肢では30〜60mmHgが標準とされています。数値の幅が大きいのは、個人差がかなり大きいためです。

海外製品の多くは、圧迫圧をクラスⅠ、Ⅱなどと表記しています（下の表）。ただし、クラス表記の基準となっている圧迫圧の幅は、国によって異なります。測定方法も国によって異ります。したがって、クラス表記だけでなく、かならず併記されている圧迫圧の数値をチェックして選ぶようにしましょう。

圧迫圧のクラス分類（下肢の例）

※数値の単位はmmHg

	適応症状など	イギリス	フランス	ドイツ	アメリカ
クラスⅠ	軽度静脈瘤	14〜17	10〜15	18〜21	20〜30
クラスⅡ	軽度リンパ浮腫	18〜24	15〜20	23〜32	30〜40
クラスⅢ	中等度リンパ浮腫	25〜35	20〜36	34〜46	40〜50
クラスⅣ	高度リンパ浮腫	未定	>36	>49	>50〜60

測定法は国によって異なる(イギリス=HATRA　フランス=IFTH　ドイツ=HOSY　アメリカ=不明)。

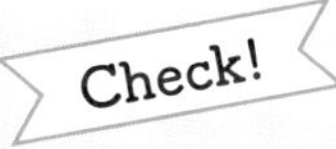

圧迫圧を見る時の注意点

その1　国産品はクラス表記をしていない。メーカーにより、「圧1、圧2」など独自の分類表記をしていることも。

その2　弾性着衣は「一般医療機器」として「医療機器クラス1」と表示される。この「クラス1」は圧迫圧のクラス表記ではないので混同しないこと。

その3　弾性ストッキングの中に、圧迫圧を「hPa」（ヘクトパスカル）の単位で表示している商品がある。健康保険の療養費支給（45ページ）は「mmHg」表示の指示書が必要なので注意する。

※1mmHg=1.333hPa。ヘクトパスカルのほうが同じ圧力でも数字が大きくなる（例 18mmHg≒24hPa）

その4　弾性着衣は、上肢は手首、下肢は足首を最大圧10として、心臓に向かって段階的に圧力を弱めるよう設計されている（手首をしめつけすぎないように、前腕を最大圧に設計しているメーカーもある）。商品に表示される圧迫圧は、最大圧を示す。

弾性着衣の圧迫圧の設定

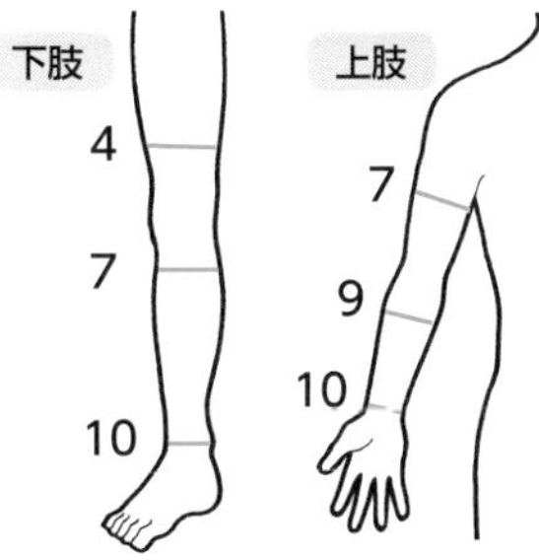

機能性に加えて、自分の肌に
合うかもチェックして

生地

弾性着衣の素材はポリウレタン、ナイロン、レーヨンなどの化学繊維、綿や毛、ゴムなどの天然繊維と、多種多様です。これらの素材の割合や編み方により伸びやすさや圧迫効果が異なります（下記参照）。

多くの弾性着衣は、伸縮性に富むポリウレタンをおもに使っていますが、なめらかさを出すためにナイロンやレーヨンを加えたり、吸水性を高めるためにコットンを加えたりなど、メーカーそれぞれのブレンドを工夫しています。

その中から自分に適したものを選ぶには、やはり試着がいちばんです。

弾性着衣は皮膚に直接触れ、長時間着用するため、もし合わないと、かぶれや湿疹などの肌トラブルを招くことがあります。

かならず試着して肌ざわりを確かめましょう。できれば数時間、着けてみて、不快感が出ないかどうか確認しましょう。

素材による特徴

伸縮性　ゴム ＞ ※ポリウレタン ＞ ※ナイロン ＞ コットン

※　下記の別名で表示されていることもある
ポリウレタン＝エラスタン、スパンデックス、オペロン
ナイロン＝ポリアミド

製法による特徴

平編み　弾性着衣は編み地に、横糸を挿入して圧を設計している。平織では、横糸を1段ごとに挿入するため、伸びが小さく、しっかり圧迫できる。中等度以上で多く用いられる。

丸編み　らせん状に編み上げるため、縫い目がない。横糸もらせん状に挿入されるので、ソフトな肌ざわり。平織りに比べて体を動かしやすく、着脱しやすい。軽度から中等度で使われる。

織物　編み物より伸びにくいので、しっかり固定して圧迫でき、じょうぶ。弾性包帯に用いられる。

●品質保証の世界的スタンダードはドイツのRAL規格

弾性着衣は医療機器です。日本では、医療機器は、厚生労働省の定める「QMS省令」に適合しなければなりません。ただ、弾性着衣は、クラスⅠの医療機器（一般医療機器）なので、適合性調査が省略されています。

欧米各国もそれぞれ品質管理規格を設けていますが、その中で国際的スタンダードとされているのはドイツのRAL規格です。各種政府機関や経済団体が加盟する中立的機関で、数値による厳しい品質基準を設けているため、フランスやスイスでも、RAL規格を取得しているメーカーが少なくありません。海外製品を求めるときの目安の一つになります。

弾性着衣・包帯の購入費は、健康保険の療養費支給が受けられます

弾性着衣や弾性包帯はリンパ浮腫の治療に欠かせない医療機器です。そこで、2008年から、健康保険制度により、これらの購入費を「療養費」として還付する制度が設けられました。

支給を受けるためには、医療機関が発行する「弾性着衣等装着指示書」が必要です。その際、圧迫圧の指示が30mmHg未満の場合、弾性包帯の購入には、それぞれ医師による理由の記載が必要です。

なお、指示書を発行するのは、がん治療を受けた医療機関でなくてもかまいません。申請時に治療を受けている医療機関の医師に依頼しましょう。

その他、支給対象の疾患、支給上限額や支給回数などに制限があるので注意が必要です。

支給対象の疾患については2020年4月から、「原発性リンパ浮腫」が加わりましたが、「悪性腫瘍の術後」に関しては、「リンパ節郭清を伴う悪性腫瘍の術後」に限られています（下記参照）。つまり、今のところ、放射線治療後のリンパ浮腫、抗がん剤による浮腫は、含まれていません（2021年9月現在）。

しかし、対象疾患は今後、改正される可能性もあります。その他、支給については細かな規定があるので、詳細は主治医や購入店に確認するようにしましょう。

●支給対象の疾患

鼠蹊部、骨盤部、腋窩部のリンパ節郭清を伴う悪性腫瘍の術後、および、原発性リンパ浮腫

●支給対象製品と上限額

・弾性着衣（1着当たり）

スリーブ	16,000円
グローブ	15,000円
ストッキング	28,000円（片足用は25,000円）

・弾性包帯（装着に必要な筒状包帯、粘着テープなどを含む1組当たり）

腕用	7,000円
脚用	14,000円

●支給回数

6か月に1回。1年に2回。一度に購入する数は、1部位につき2着（包帯なら2組）まで。ただし、医師の判断により、左右の上肢に必要な場合、あるいは片側のスリーブとグローブの両方が必要な場合などは、それぞれ2着ずつ支給対象とすることができる。

●申請に必要な書類

・療養費支給申請書（健康保険組合で配布）
・弾性着衣等装着指示書（医療機関で発行）
・購入時の領収書（販売店で発行）

（2021年9月現在）

●上限金額の全額が支給されるわけではありません

上限金額のうち、健康保険の自己負担分は、支給されません。

たとえば、健康保険の自己負担割合が3割なら、スリーブの支給上限額16,000円のうち、4,800円は自己負担となり、支給されるのは11,200円です。20,000円のスリーブを購入した場合、自己負担金額は、16,000円より多い4,000円と4,800円の合計8,800となります。

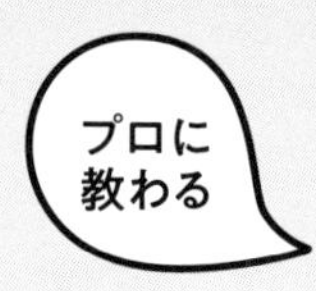

弾性着衣をもっと快適に！

アドバイス／リンパレッツ代表　**大塚美絵子**

**リンパ浮腫を発症した日から、弾性着衣は生涯のつき合いになります。
より快適に過ごすためのコツを、がんサバイバーの体験を生かして弾性着衣の販売やアドバイスを行う、
大塚美絵子さんに聞きました。**

コツ1

いろいろな商品を試着して着用感を確かめる

弾性着衣には多くのバリエーションがあります。同じスリーブの同じサイズ、同じ圧迫圧であったとしても、メーカーやブランドによって、形も周径も素材も糸の太さも製法も異なります。そのなかから、自分に最適な商品を選ぶには、試着するのが一番です。

できるだけいろいろな商品を試着してみましょう。自分の皮膚や体形に合うかどうか、毎日、着脱することが苦痛なくできるかどうか、じっくりと検討しましょう。

コツ2

洗濯じょうずで圧迫圧をキープ

着けた後は必ず洗濯しましょう。繊維は水を通すことで復元し、圧迫圧を保つことができるからです。

洗濯や乾燥方法は、各製品に添付されている説明書に準じますが、傷みにくいのは、水かぬるま湯で手洗いし、タオルドライで乾かす方法です。

洗濯機で洗うときは、洗濯ネットに入れておしゃれ着用洗剤を使い、弱水流で洗うコースを選びます。

柔軟剤は避けましょう。圧迫圧に影響するようです。乾燥機もタブーです。タオルで脱水すれば、あとは室内干しでも乾きます。

なお、弾性着衣の寿命は半年とされています。寿命が近くなってくると、部分的に伸びたり薄くなったりすることがあります。その場合は早めにとりかえましょう。

コツ3

着脱にはゴム手袋がおすすめ

弾性着衣を着脱する方法は、医療機関で指導されるほか、各ブランドのホームページなどでも紹介されています。

着脱の際に注意したいのは、爪や指輪などを生地にひっかけないこと。小さな穴一つでも圧迫圧が下がってしまい、治療効果を損なう恐れがあります。

おすすめしたいのは、着脱時にゴム手袋を使うことです。爪や指輪が生地にひっかからないようにするためでもあり、化学療法でダメージを受けている指や爪を、伸びにくい生地から保護する意味もあります。

弾性着衣を着脱するための専用の手袋も販売されていますが、日曜大工などで使う、手の平が天然ゴムの作業用手袋でも十分です。専用製品の半額くらいで買えます。

着脱時にもう一つ注意したいのは、引っ張らないこと。伸びにくい生地なので、強く引っ張ると、縫い目が割けたり破けたりすることがあります。少しずつ肌に密着させながら均一に伸ばしていきましょう。

コツ4

夏は暑さをやわらげるタイプを

蒸し暑い日本の夏に弾性着衣を着けているのはつらいものです。吸汗性のある綿や冷感のあるレーヨンの入った素材を選ぶと不快感が少しはやわらぐかもしれません。

薄手の製品を選ぶ手もあります。生地が薄くなると、どうしても圧迫圧の安定度が下がり、くい込みやすくなりがちです。くい込みを防ぐにはサイズを1つ上げるとよいのですが、そうなると治療効果が下がるきらいがあります。しかし、がまんして厚手のものを着けて熱中症になったり、がまんできずに装着しなくなったりするよりよいでしょう。

ストッキングは、夏はつま先なしのタイプが快適です。涼しさが違いますし、蜂窩織炎のリスクとなる水虫の予防にもなります。

暑さを乗り切る最後の手段は、冷水を霧吹きでかけること。水が蒸発する気化熱で多少は涼しくなります。弾性着衣は水に強いので、何回かけてもだいじょうぶです。

コツ5

高価な商品には理由がある

弾性着衣は高額です。それには理由があります。

まず、弾性着衣の多くは、一定の圧迫圧を安定して加えるために、通常の編み地に横糸を挿入している(42ページ)ため、コストが高くなります。

また、RAL規格など、医療機器としての品質規格に適合するための製品開発、毎年のサンプル提出と試験、製品保証のコストなども加わります。

最近は、比較的リーズナブルな価格設定の商品も登場しています。試着してみて自分に合って、治療効果がきちんと得られるかどうか確かめましょう。値段だけで商品を選ばないようにしてください。

コツ6

おしゃれを楽しもう

治療のための医療機器ではあっても、弾性着衣は身に着けるものです。おしゃれを楽しんでいけない理由はありません。

アメリカには、そう思った患者さん自身が立ち上げた、ビビッドな色柄のスリーブをそろえたブランドがあります。ストッキングでも、フランスやイタリア、スイスのブランドが、豊富な色柄の製品を提供しています。

カラフルなタイツ、スパッツを楽しむ感覚で、患者さんたちが声を上げれば、国産メーカーもこたえてくれるはずです。おしゃれの楽しさは、まちがいなく、弾性着衣を着けるストレスを軽減してくれるはずです。

広瀬さん
アドバイス

私の弾性着衣ライフ

最初に弾性スリーブを買った病院の売店で、1種類しかなく、それが合わなくて、痛いしかゆいし、赤くなったりしました。半年間、がまんして着けていましたが、その後、他にもいろいろな製品があることを知り、複数の商品を試着してやっと自分に合う製品に出会えるようになしました。

夏用、冬用、夜間用などを使い分けていますが、きつめのもの、ゆるめのものも用意して、その日の状態によって使い分けています。その日に増えたむくみはその日のうちに改善することをモットーにしています。

大塚美絵子(おおつかみえこ)
卵巣がんを闘病した経験から、2017年にリンパ浮腫対策商品の専門店「リンパレッツ」(49ページ参照)を開店。外資系銀行勤務で培った語学を駆使した海外製品の豊富な情報と、患者目線に立った実践的なアドバイスは、キャンサーフィットネス会員の間でも定評がある。

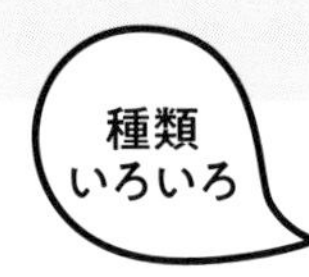

弾性着衣カタログ

弾性着衣を購入する際は、まず、医療機関(リンパ浮腫専門外来など)で自分の症状に合う圧迫圧などを指示してもらいます。さらにメーカーによって材質や機能性が少しずつ異なるので、自分に合うものを選び、専門店で購入しましょう。ここでは多数あるメーカーから一部をご紹介します。

上肢用

上肢用は、海外製品だと上腕のわりに手首が細く、日本人には合わないことが多いので、国産品がおすすめ。スリーブは手指から肩までの一体タイプよりも、スリーブとミトンを組み合わせるほうが、着脱しやすい。

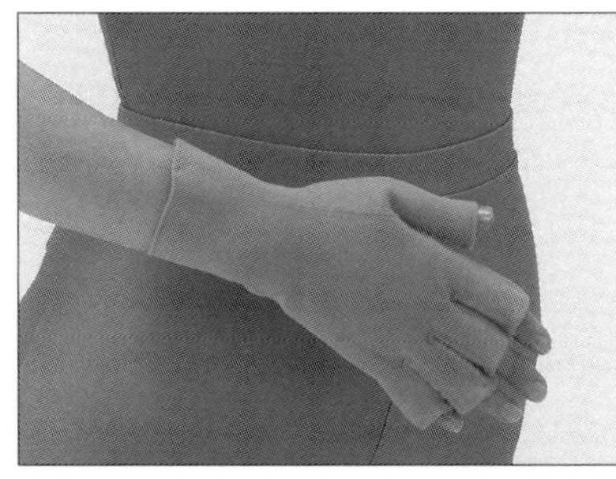

グローブ

指を1本ずつ圧迫できるタイプ。ひじまでの長さのタイプもある。

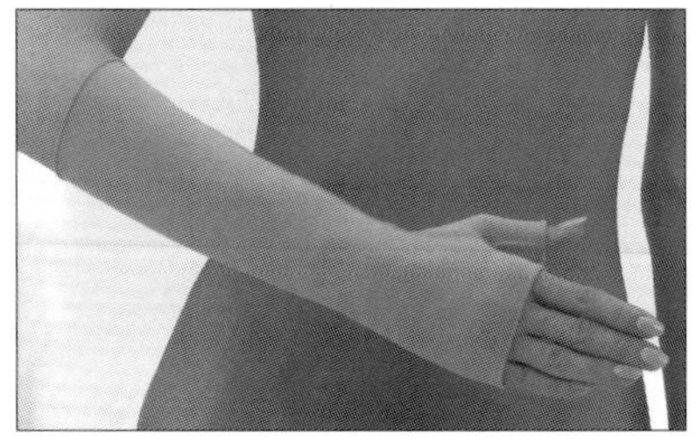

ミトン

指が使いやすいミトン型。手首までの長さのタイプもある。

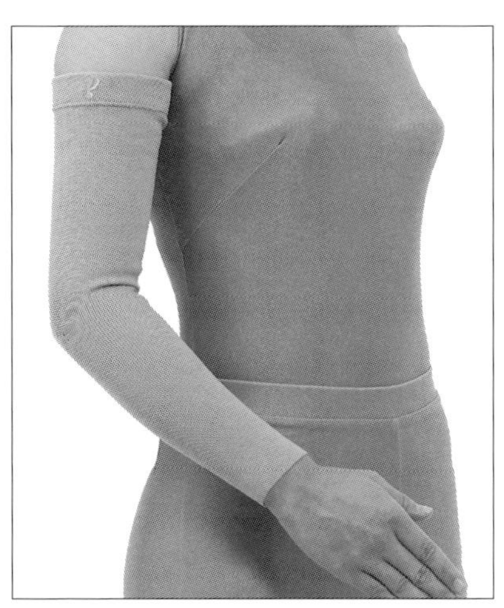

アームスリーブ

手首から肩先まで覆うロングタイプ。

Check!

発症前から予防のために弾性着衣をつけてもいいの?

リンパの流れを助ける弾性着衣ですが、もしも発症前からつけた場合、予防効果はあるのでしょうか?

『リンパ浮腫診療ガイドライン2018年版』によれば、国内外の複数の研究では、肥満などで発症リスクの高い人では予防効果が期待されるものの、エビデンスはまだ不十分です。

弾性着衣をつけるときは、発症前も後も、かならず主治医の指示を受けて行うことが鉄則です。自己判断で勝手に試すと、不適切な圧迫などで、皮膚の損傷や血行不良が生じる可能性もあります。

写真提供/ユコー(株)〈アックス〉

下肢用

下肢用の弾性ストッキングには、腹部までおおうタイプと脚のみのタイプがあるので、自分の生活やTPOに応じて選ぶこと。

つま先のあるタイプとないタイプもある。つま先なしタイプは蒸れを防ぎ、蜂窩織炎(ほうかしきえん)のリスクとなる水虫予防にも効果的。

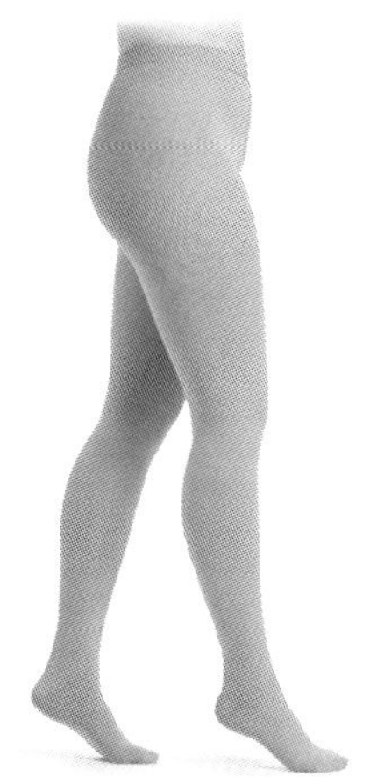

パンティストッキング

足元から太ももまで段階的に圧がかかる。商品によって腹部にも軽く圧が加わる。両脚がそろうので外出時に向く。

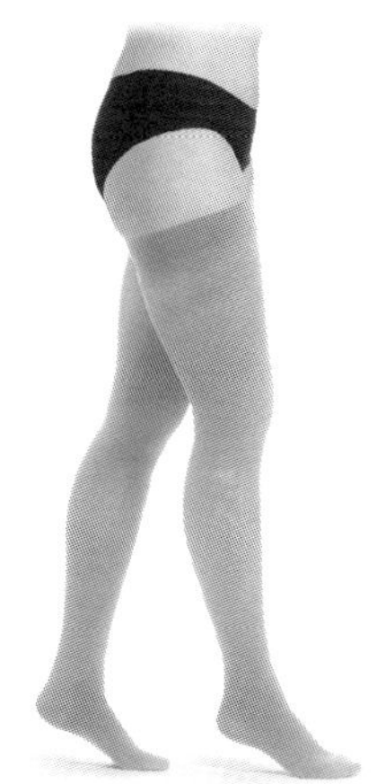

ストッキング

つま先から太もものつけ根までなので、動いたときにずれないよう、上端にシリコンシールの滑り止めがついている商品もある。

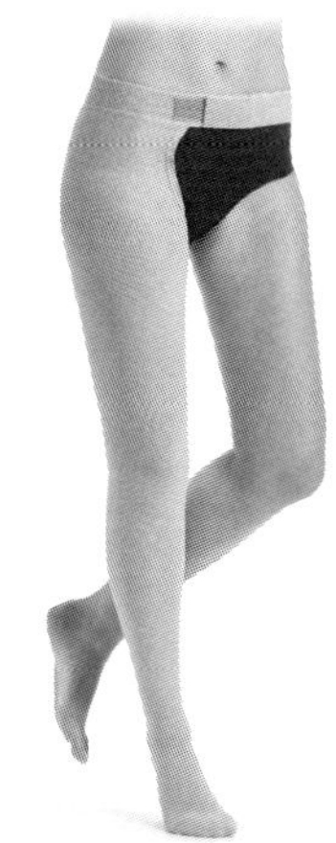

片脚ストッキング

むくみのある側の脚だけにはけるデザイン。腰のベルトで支えるので、ずれる心配がない。

弾性着衣のメーカーはたくさんあります！

初めて弾性着衣を買うときは、受診した病院の売店から探し始めることが多いかもしれません。そこの商品がすべてと思いがちですが、実はもっと多くのメーカーがあります。ここではその一部をご紹介します。ホームページで商品のくわしい情報が掲載されていますので、ぜひのぞいてみてください。直接通販も行っている会社もあります。

メーカー＆取り扱い会社名	ホームページ	問い合わせ先
ユコー(株)	https://www. yukor. co. jp/	☎ 03-5811-8051　フリーダイヤル 0120-20-2658
九州メディカルサービス(株)	http://sigvaris.co.jp	☎ 03-3863-8028
ソルブ(株)	http://thuasne.solve-net.com	☎ 045-773-7787
三優メディカル(株)	https://www.sanyu-medical.com	☎ 052-526-5017
(株)encyclo（エンサイクロ）	https://www.encyclo.co.jp/	☎ 03-6685-3170
テルモ(株)	https://www.terumo.co.jp	フリーダイヤル 0120-12-8195
ナック商会(株)	https://www.nakcorp.co.jp/	フリーダイヤル 0120-06-0390
(株)日本リンパ浮腫サポートセンター	https://jlsc.biz	☎ 072-808-7531
メディ・ジャパン(株)	https://www.medi-japan.co.jp	フリーダイヤル 0120-813-788
(株)メディックス	https://medicks.jp/	☎ 088-683-3456
(株)リムフィックス	https://www.limfix.com/	☎ 03-3818-8493

写真提供／九州メディカルサービス(株)〈シグバリス〉

夜間用弾性着衣もあります

弾性着衣は、夜間にはずすのが基本です。睡眠時にくい込みやしびれなどが生じても気づかず、皮膚を傷めたりマヒが起きたりするためです。

ただ、医師や医療者から、睡眠中も弾性着衣を着けるよう指導されることがあります。その場合に重宝なのが夜間専用品です。睡眠中にくい込みなどが起きないよう、低めの圧迫圧で皮膚をやわらかく保ってくれます。なお、夜間用弾性着衣も健康保険の療養費補助(43ページ)の対象になります。

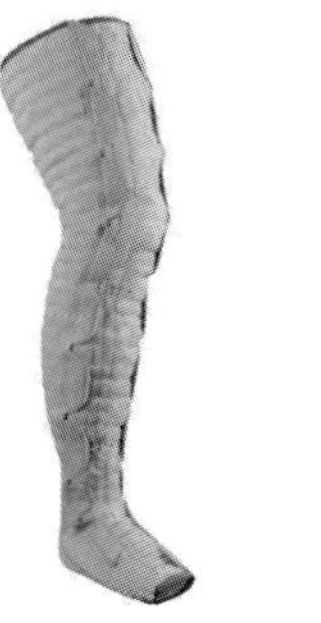

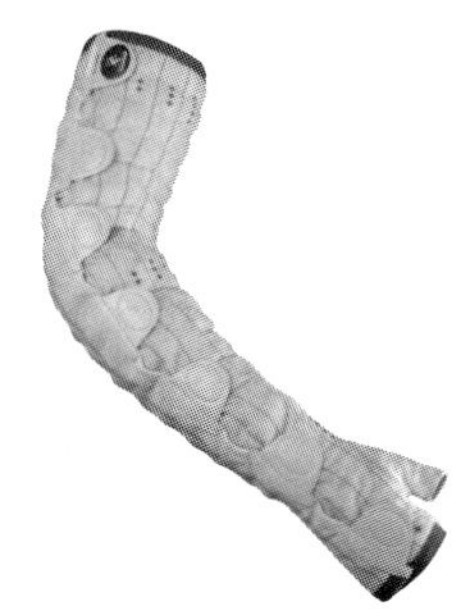

夜間モビダーム

「モビダーム」とはキューブ型スポンジを不織布素材に包み込んだ医療機器。スポンジによる凹凸が作り出す皮膚のマッサージ効果により、皮下組織の繊維化や皮膚の硬化を改善を促す。ストッキング、ハイソックス、ミトン付きスリーブなどがある。「autofit」タイプはマジックテープと留め具で着脱しやすく、圧迫圧も調整しやすい。フランスの老舗メーカー、チュアンヌ社の製品。

問い合わせ先／ソルブ(株)(47ページ)

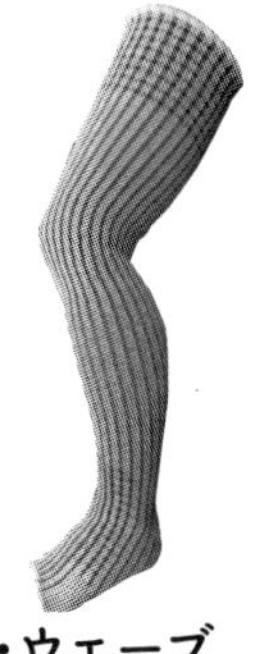

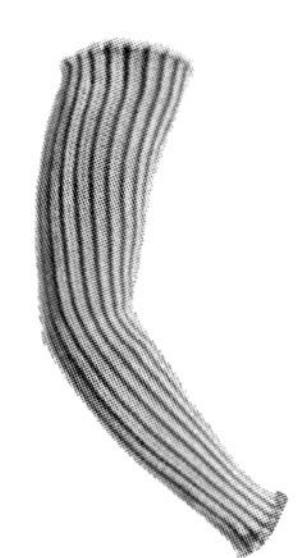

エアボ・ウエーブ

エアボ・ウエーブシリーズは、「平編み」の弾性着衣。部屋着として家事をしながら、また就寝時にも着用できる。オリジナルの高弾性糸を使用し、伸びやすく履きやすい設計ながら、しっかり圧迫でき、凹凸構造でリンパの流れも促す。他の圧迫用品と組み合わせて補助的に使うことも可能。弾性ストッキング(左)には、「EV 1」「ゼロ」のタイプがあり圧迫の程度によって使い分ける。スリーブもある(右)。日本製。

問い合わせ先／三優メディカル(株)(47ページ)

Topic ニュータイプの弾性包帯「中弾性包帯法」

弾性包帯を患部に巻く「多層包帯法」は、通常、筒状包帯、パッティング包帯やスポンジ包帯を重ねた上に弾性包帯を巻きます。ひとりひとりの症状に応じて医療者が選択して指導するため、使う製品は一定ではありません。

そんな中で最近、注目されているのが「モビダーム」の包帯タイプを使う「中弾性包帯法」です。「ミドルストレッチ包帯法」とも呼ばれ、「モビダーム」による「ずれ作用」と凹凸によるマッサージ効果により、リンパ液の排泄を促し、皮膚の硬化を改善する効果が期待されています。「モビダーム」は右の専用の製品とセットで使うとより効果的です。他メーカーの包帯と組み合わせる場合は皮膚トラブルに注意が必要です。

問い合わせ先／ソルブ(株)

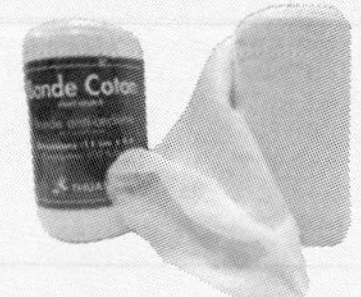

コットンバンデージ
綿100%でノンストレッチのやわらかい包帯

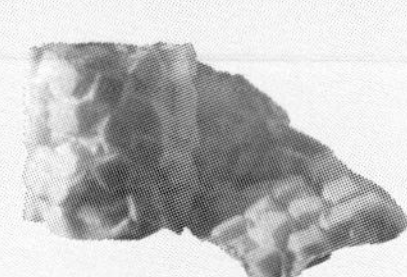

モビダーム
5mm角と15mm角のキューブ型スポンジが不織布に包まれて配置されている

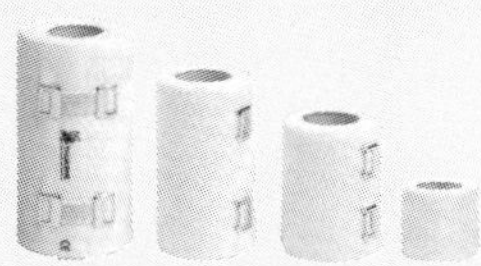

ビフレックスイディアル
低伸縮性の弾性包帯。「モビダーム」のスポンジを患部にくい込ませることで排液効果を促進する

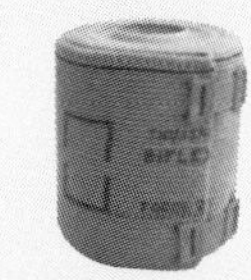

ビフレックス
伸縮性のある弾性包帯。表面に描かれた長方形を指標として圧力を調整できる

お店選びのポイント

自分に合う弾性着衣を見つけるには、信頼できる専門店で購入することが大切です。リンパレッツ大塚さんにお店選びのチェックポイントを伺いました。できる限り、これらの条件を満たすお店で選ぶのがおすすめです。

- リンパ浮腫の症状や治療の基本知識を持ち、相談にのってくれる
- 医療機関や運動療法の専門家とも連携がとれる
- がん医療の知識・情報を持っている
- 細かく採寸してくれ、試着させてくれる
- メーカーやブランドなどの違うもの複数を提案してくれる
- 提案する製品の特長や弱点についても、くわしく説明してくれる
- 製品に破損など、事故が生じたときの対応について説明し、実際に事故が起きたらすぐに対応してくれる※
- 健康保険による療養費還付の手続きについて教えてくれる

※医療機器の販売者は、商品の品質を保証する責任を持っています。フリーマーケットやネットオークションなどで購入するのは危険です。

試着ができる 弾性着衣の販売店

複数の弾性着衣を扱い、試着サービスを行っている販売店です。この他にも全国にさまざまなお店があります。

越屋メディカルケア（株）

弾性着衣・装着補助用品・スキンケア用品等を販売。新宿三丁目駅近の店舗にはショールームを併設し、予約制で相談と試着が可能。

〈問い合わせ先〉https://www.koshiya-mc.com/
☎ 03-6427-7764

（株）KEA工房

乳がんや婦人科がん術後の下着の製造販売や医療用ウィッグ、弾性着衣などの販売を行う。銀座、横浜、大宮に直営サロンを開設し、予約制で相談と試着ができる。

〈問い合わせ先〉https://bodycare.kea-kobo.com
フリーダイヤル 0120-36-2727

（株）ほほほ

乳がんや婦人科がん術後の下着や医療用ウィッグ、弾性着衣などを販売。近畿地方では採寸と試着の無料訪問サービスがある。他の地域には試着品を宅急便で送付。

〈問い合わせ先〉http://www.hohoho-care.com/
☎ 0725-51-7176

リンパレッツ

リンパ浮腫患者の目線で選んだ国内外の豊富な種類の弾性着衣を販売。東京駅八重洲口すぐの事務所で試着できる（要予約）。郵送での試着サービスも行っている。

〈問い合わせ先〉https://www.lymphalets.biz
☎ 090-3212-6930

広瀬さんアドバイス

天候やライフスタイルに合わせて

浮腫の状態はその日の疲れや天候、ライフスタイルによっても微妙に変わるため、一つのメーカーでは合わないと感じることもあるかもしれません。そんな時は、他のメーカーの商品も試すなどして、より自分にフィットする使い分けを工夫してみても良いですね。

なお、扱い方によって劣化をはやめて着圧が弱くなることがありますので、取扱説明書などを確認しましょう。

圧迫下の運動は「ストレッチ」から

ストレッチで筋肉をやわらげて動きやすい体に

弾性着衣や弾性包帯をつけて行う圧迫下の運動は、「ストレッチ」「筋肉トレーニング」「有酸素運動」の順に行うと、リンパが無理なく流れます。

最初に行うストレッチは、筋力をやわらげ、体を動かす準備運動です。腹式呼吸（33ページ）を数回、行ってから始めると、より効果的です。

ストレッチ、筋力トレーニング、有酸素運動の3グループからそれぞれ好きなメニューを選んで組み合わせますが、運動初心者ならストレッチを多めに、慣れてきたら筋力トレーニングを増やすなど、自分の体の状態に応じて調整しましょう。

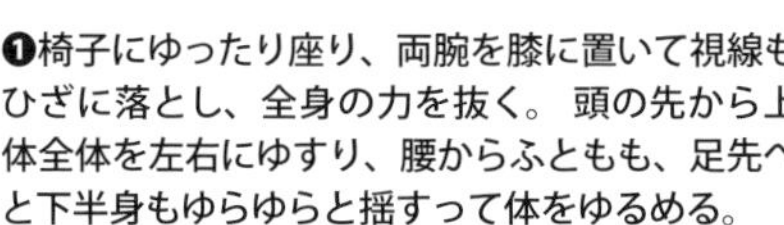

全身をゆるめよう

全身の緊張をとって、体のすみずみに酸素を送り込む用意をします。

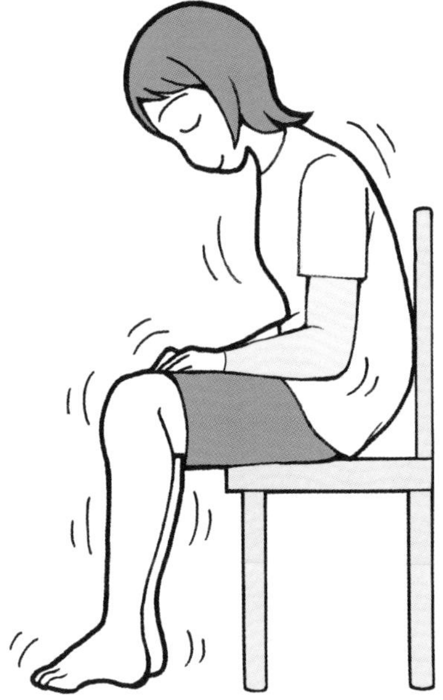

❶椅子にゆったり座り、両腕を膝に置いて視線もひざに落とし、全身の力を抜く。頭の先から上体全体を左右にゆすり、腰からふともも、足先へと下半身もゆらゆらと揺すって体をゆるめる。

❷両腕を膝に置いて視線もひざに落とし、背中を丸くし肩の力を抜きリラックス。首は小さく横にイヤイヤと振り、肩甲骨を左右交互に小さく揺する。足裏は床から離さず腰からふともも、足先へと下半身もゆらゆらと揺すって体をゆるめる。

3つの運動は、転倒予防にも効果アリ！

ＷＨＯでは、65歳以上の高齢者の「機能的な能力の向上と転倒予防のために」マルチコンポーネント身体活動をすすめています（「身体活動・座位行動ガイドライン」）。そのポイントは、「機能的なバランス」と「筋力トレーニング」を重視した「多様な要素を含むこと」。ここに紹介したストレッチ、筋力トレーニング、有酸素運動の組み合わせは、まさに「マルチコンポーネント身体活動」です。ご高齢のかたも、強度を加減しながらつづけていくことで、加齢にともなう心身の活力の低下（フレイル）の予防につながります。

首筋を伸ばす

首筋を伸ばすことで、肩や胸の筋肉が動きやすくなります

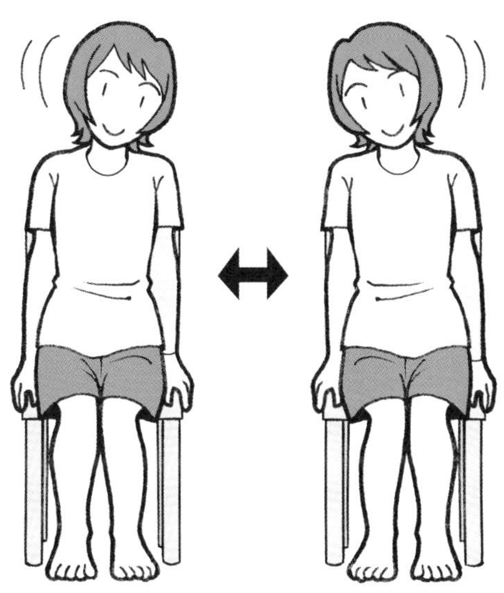

▲両手で椅子の端を持って体を支え、頭をゆっくりと右、左と倒しながら、反対側の首筋を伸ばす

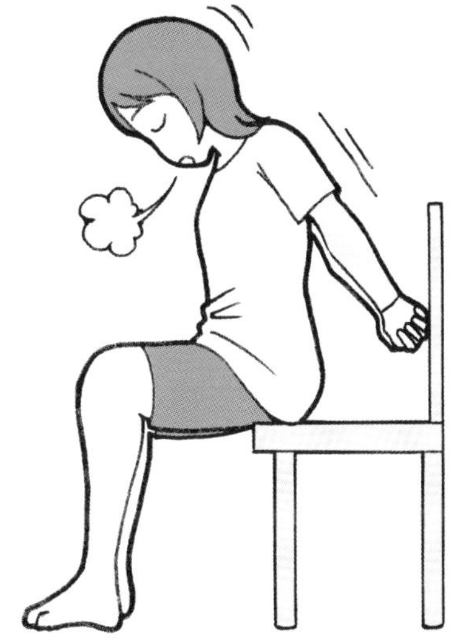

▲椅子(いす)に座り(50ページ)、両手を後ろで組む。息を吸いながら肩甲骨を寄せて胸を張り、息を吐きながら頭をゆっくり前に倒して首筋を伸ばす

肩甲骨まわりを伸ばす

乳がん術後で硬くなった肩関節のリハビリに欠かせないストレッチです

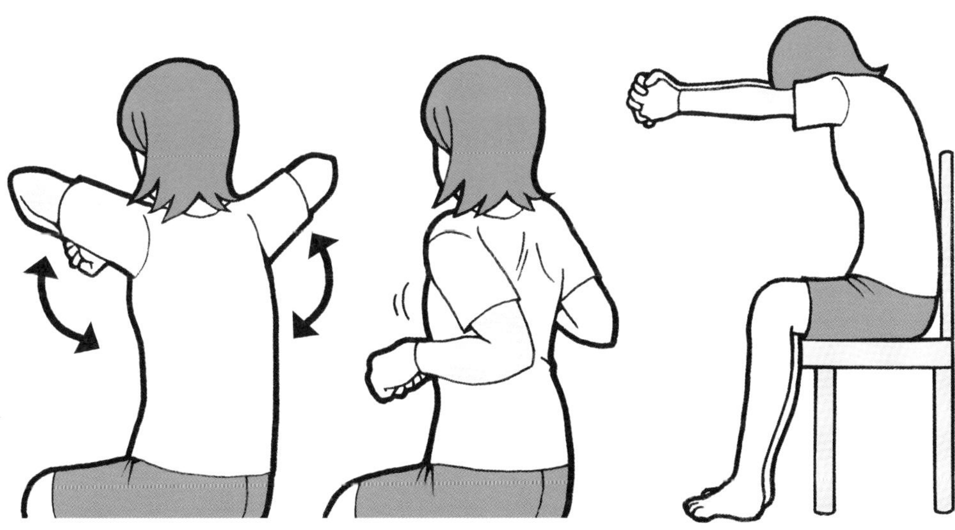

❶ひじを曲げて両腕を背中から前に回して、肩甲骨を大きく動かす

❷腕を回すのではなく背中全体を動かすよう意識するとよい

▲両腕を前に伸ばして手を組み、背中を丸めて、息を吐きながら、肩甲骨の内側をゆっくりと伸ばす

股関節を伸ばす

下肢を支える筋肉が集まり、リンパ節も集合する股関節をやわらかくすると、
動きやすい体になり、むくみの改善にも効果的です

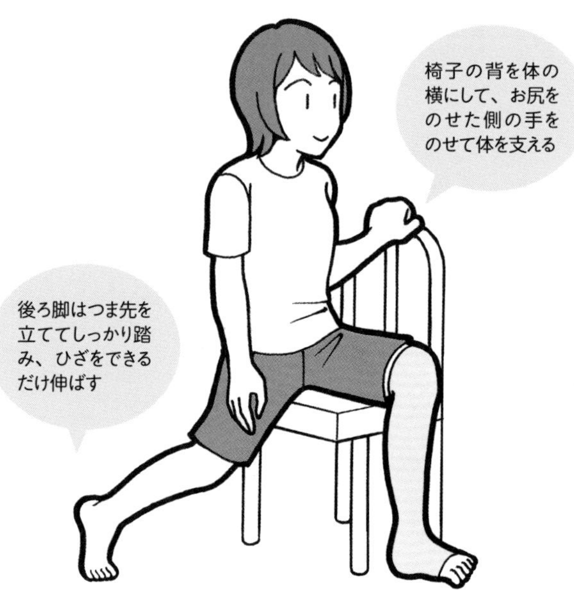

◀椅子の端に片側のお尻をのせて座り、脚を直角に曲げて安定させ、もう一方の脚を後ろに伸ばし、かかとを上げてつま先でぐっと踏み込み、股関節を前後に開く。 反対側も同様に行う

バリエーション

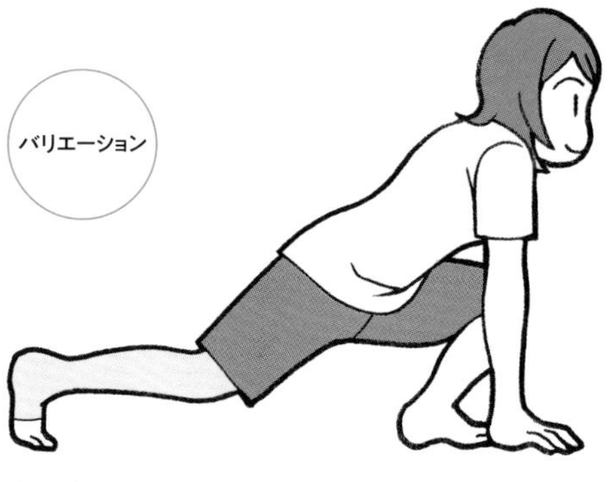

床に座ってもできる。 片方の膝を立てて座り、反対の脚を後ろに伸ばす。 上体を立てて軽く下に押しながら、股関節を前後にじんわり開く

お尻の外側が伸びるのを感じるまで伸ばす

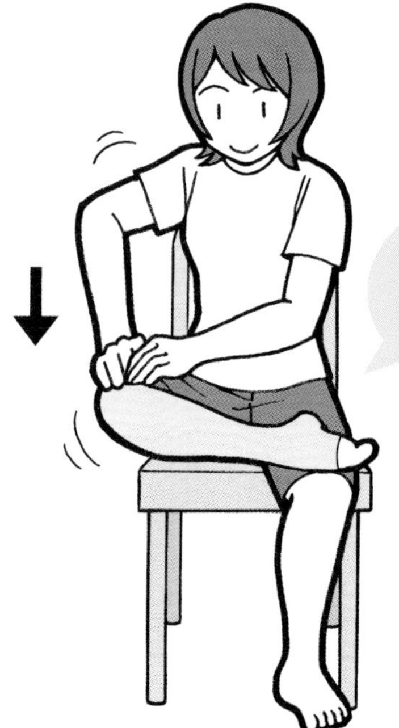

◀椅子に座って片足を反対足のひざに乗せ、太ももを手で外側に倒して軽く押し、股関節を広げる

バリエーション

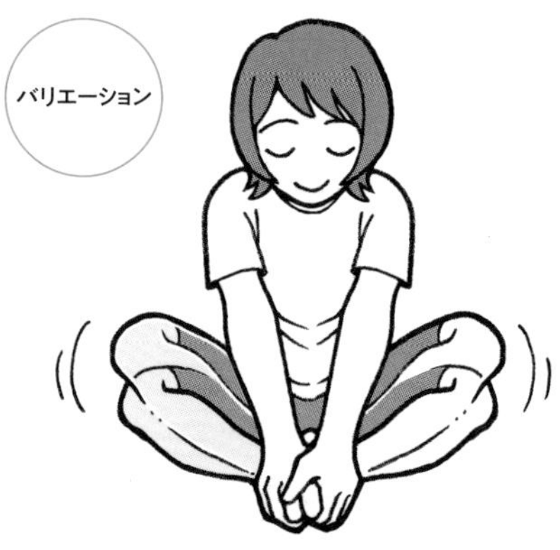

床に座ってやっても。あぐらをかくように座り、両足を合わせて両手でつかみ、ひざを上下に動かして股関節をゆるめる

足と指を伸ばす

弾性ストッキングを着用している人は特に、足首から下の動きがわるくなりがちです。入浴時などにこまめにストレッチしましょう

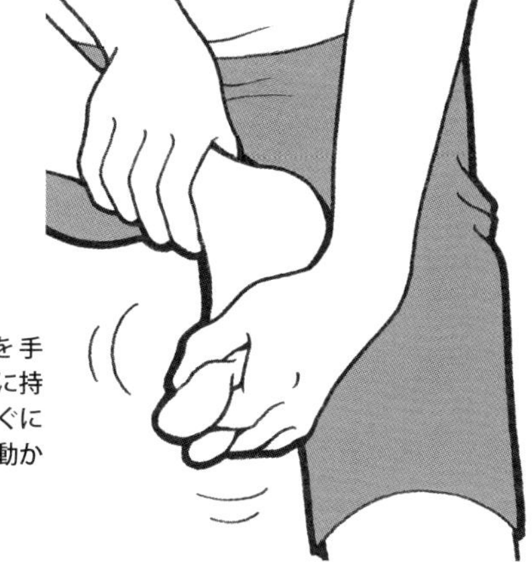
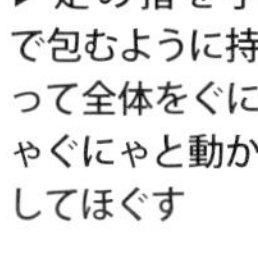

▶足の指を手で包むように持って全体をぐにゃぐにゃと動かしてほぐす

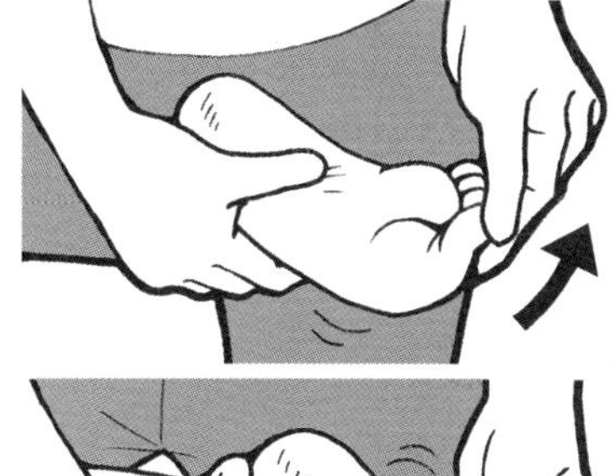

◀座って（床に座ってもよい）片足をひざに乗せ、手で足の甲を丸めたり、足裏を広げたりする

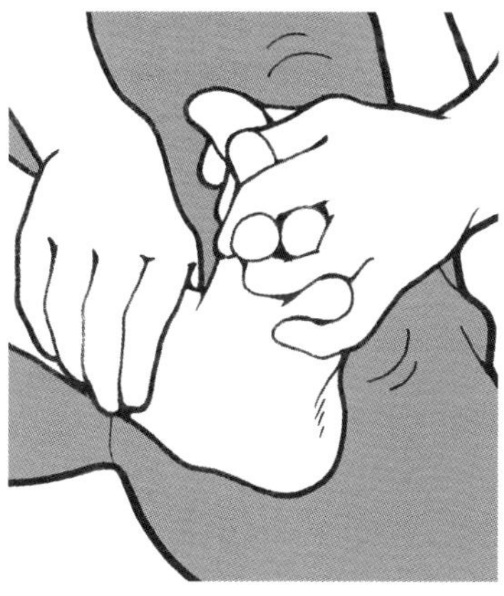

▶足の指の間に手の指を1本ずつ奥まで差し込んで、足首をぐるぐる回す

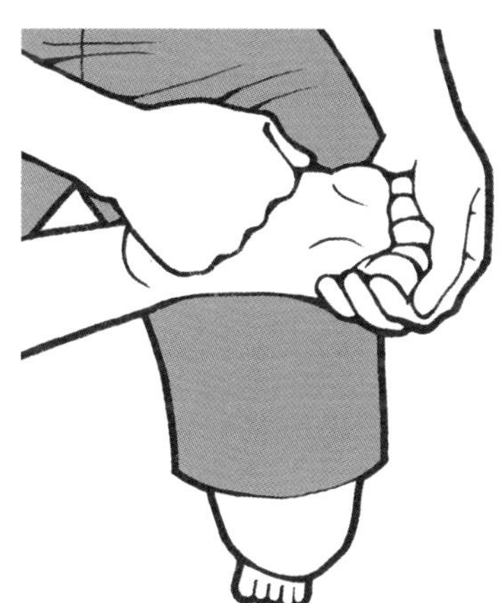

◀手の親指の腹や握りこぶしで、足の裏全体をこすりながら引き伸ばす

長時間、座っているときは、ときどきストレッチしよう！

デスクワークなど、長時間、座り続けるときは、❶のように腰を立て、背筋を伸ばした姿勢のほうが疲れません。しかし、こうした「正しい姿勢」は、股関節を圧迫し、弾性着衣がくい込みやすいリスクがあります。そこで、ときどきは、❷のように腰を少し前にずらして股関節を伸ばし、弾性着衣のくい込みをゆるめてやりましょう。

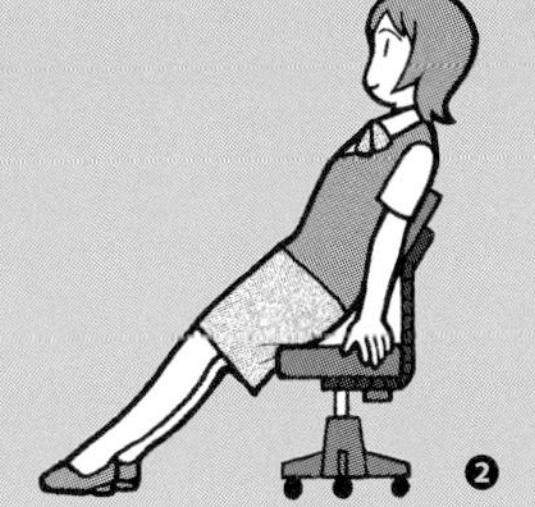

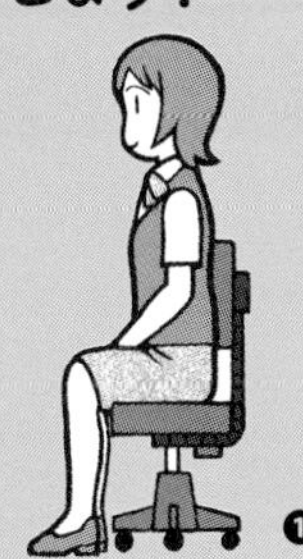

リンパの流れを促す「筋力トレーニング」

筋肉をキープして、活動的で太りにくい体に

リンパ浮腫が上肢であっても下肢であっても、筋力トレーニングはぜひ、上肢・下肢、両方のメニューを行って、全身の筋肉を増やし、活動的な体を維持しましょう。

筋肉を動かすと皮下組織に圧力がかかり、リンパの流れが促される「筋ポンプ作用」が期待できます。圧迫しながら運動すれば、さらに筋ポンプ作用の効果が高まります。

筋肉には、エネルギー燃焼を高めて肥満を防ぐ効果もあります。がん治療後は筋肉が減少しがちですが、そこに加齢による基礎代謝の低下が加わると、肥満を招きかねません。

重りはペットボトルでOK

重りを持って運動をすると筋肉の収縮が増し、より効果的です。ペットボトルは300㎖～500㎖容量から始めますが、きつければ何も持たずにやってみましょう。2～3セットが楽にできるようになったら、重りも少しずつ増やして。

回数の目安は?

各メニューは、10回を1セットとして、最初は1セットずつ行い、徐々に2～3セットまで増やしましょう。体力があれば毎日、行ってもよいですが、1日おきくらいに行うほうが安全です。

腕力を鍛える

通常の腕立て伏せは、乳がん術後では肩関節を傷める心配がある（59ページ）のですが、この方法なら安心です

ひじを伸ばすのがつらい場合は何も持たずに行う
ひじは平行に開き、ひじの先が開かないようにする

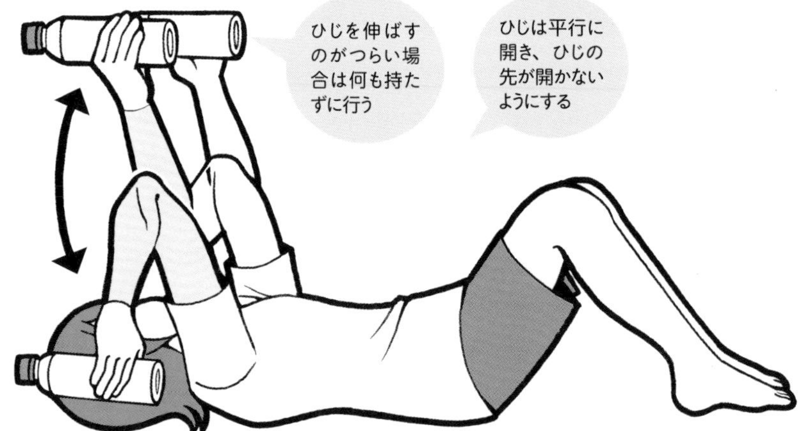

❶仰向けに寝てひざを軽く曲げる。ペットボトルを両手に持って、ひじを後ろに曲げて頭の横に下ろす

❷息を吐きながら、ゆっくりとひじを頭の上に伸ばす。息を吸って再び、ひじを曲げてペットボトルを頭の横に下ろす

上肢の筋トレ

乳がん術後に低下しやすい上半身の筋肉をとりもどします

胸筋を鍛える

重りを持ってわきを広げたりしめたりすることで、腕力とともに胸まわりの筋肉も伸縮して、柔軟性を増します

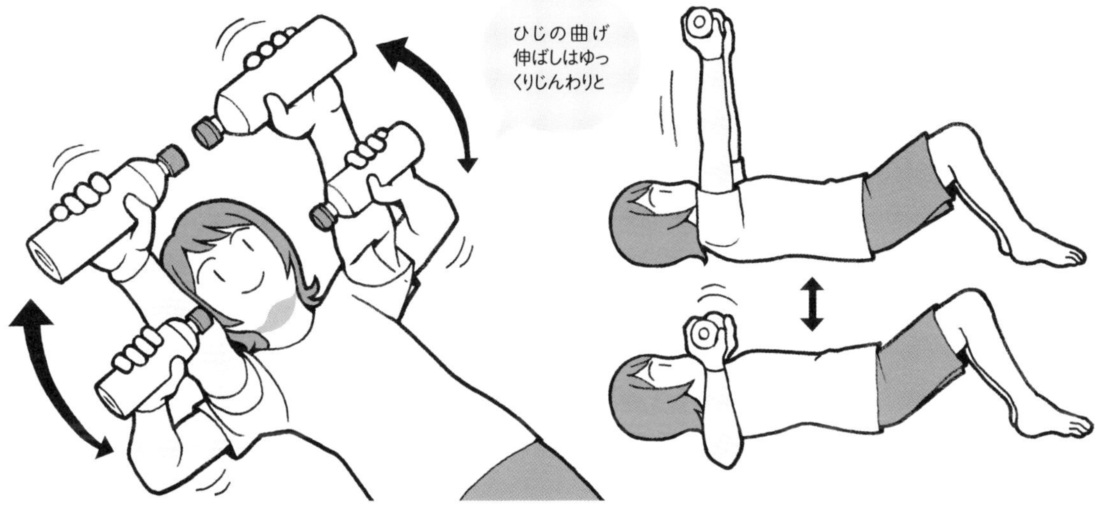

▲左右のペットボトルを中央で合わせるようにして、わきをしめながらひじを伸ばす

▲仰向けになってひざを軽く曲げる。ペットボトルを両手に持ち、わきを広げてひじを肩の横にセットする

背筋を鍛える

立った姿勢で重りを上下すると肩関節を傷めるリスクがあります。 体を倒すことで負担を減らし、肩関節の機能を回復させ、背筋を鍛えることができます

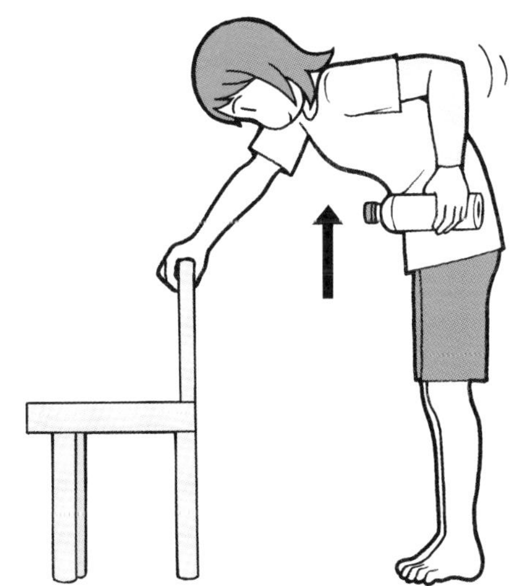

▲息を吐きながらペットボトルを持った腕を体に沿って曲げる。 息を吸って腕を下に伸ばす。これを1セット行ったら、左右の腕を変えて同様に行う

首を上げると
首筋を傷め
るので顔は
下に向けて

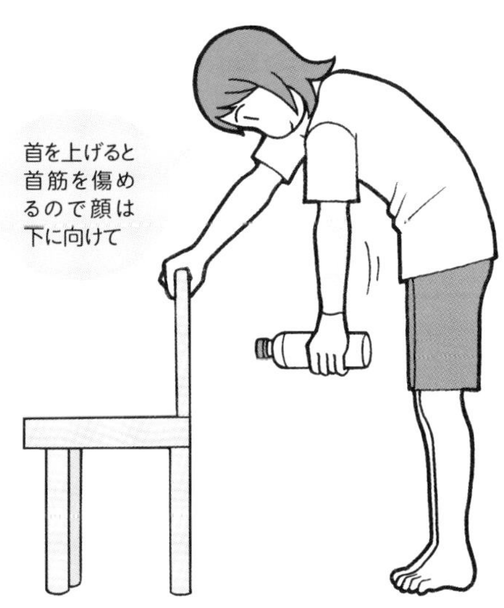

▲椅子の背などを片手でつかんで立ち、もう一方の手にペットボトルを持って上体を前に倒す。

下肢の筋トレ

下半身の筋肉は意識的に運動をしないといつの間にか低下します。 可能な限りトライして!

かかとの上げ下げ

単純な動作ですが、ふくらはぎの筋肉を伸縮させることで、全身の血行を促し、リンパを押し上げるパワーをつけることができます。 有酸素運動を行うための筋力アップにも必須です。

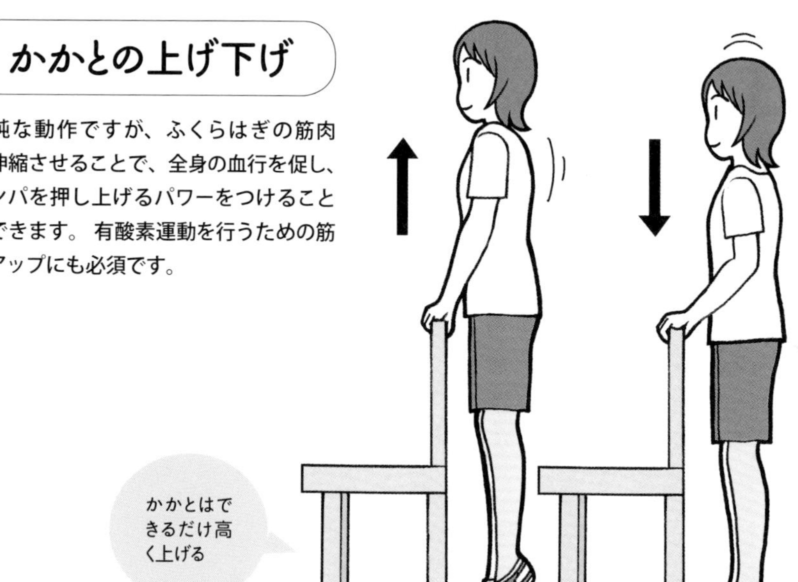

◀椅子の背などにつかまって両足をそろえて立ち、両足のかかとを上げてつま先立ちになる。かかとを静かにおろし、再びつま先立ちに。 姿勢をまっすぐに保ちながら繰り返す

前への踏み出し運動

おなかやお尻と脚を結ぶ大きな筋肉を鍛えることで、鼠径(そけい)リンパ節周辺にも刺激を加え、リンパの流れを促します。 最初は歩幅を小さくして行い、ぐらつくようなら、つかまることのできる椅子などを脇に置きましょう

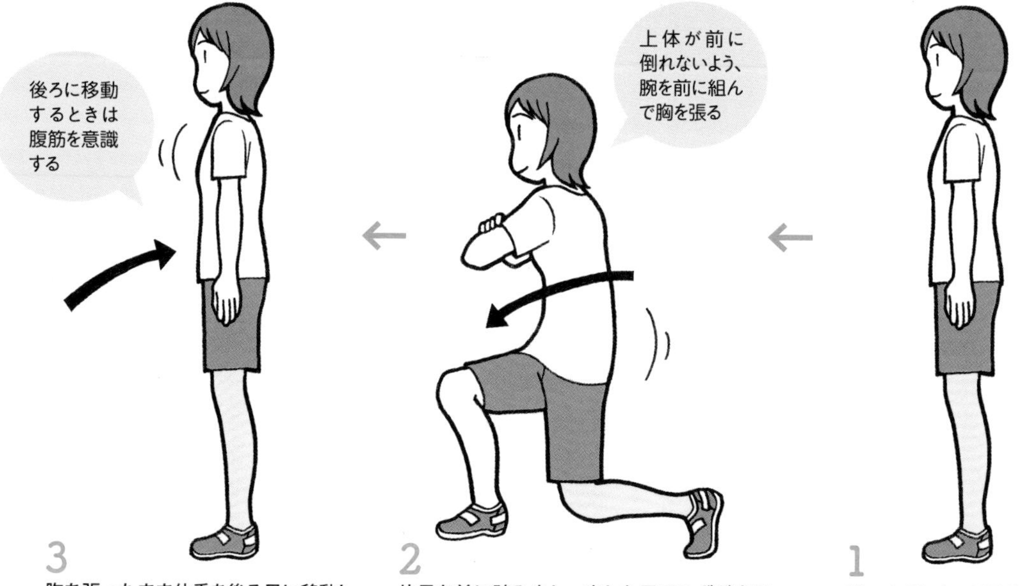

1 まっすぐに立ってスタート

2 片足を前に踏み出し、出した足のひざが水平になるまで反対のひざを曲げて体を沈める

3 胸を張ったまま体重を後ろ足に移動して前足を戻し、元の立ち姿勢に戻る

横への移動運動

日常生活では使いにくいわき腹やお尻の横の筋肉を鍛えるとともに、体のバランスを保つ体幹トレーニングができます。 歩幅を広くするほど運動量が増します

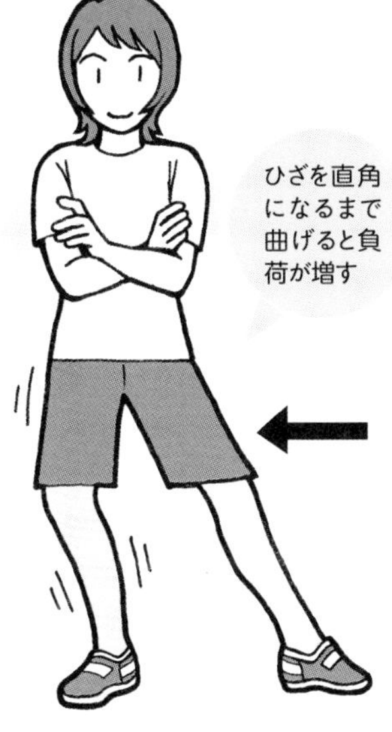

2
片足を横に出して
ひざを曲げて体重
を乗せる

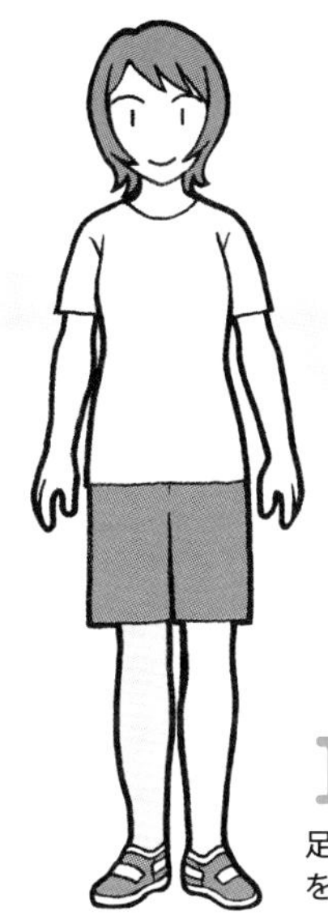

1
足を閉じて立って腕
を組んでスタート

おなかをひっこ
め、お尻をし
めて立つだけ
でも筋トレに!

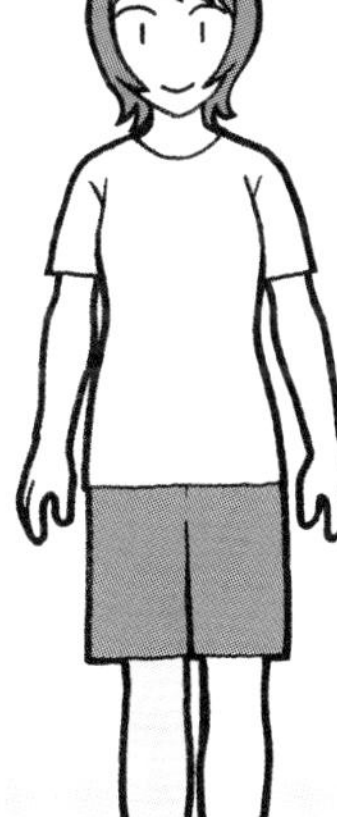

3
もう一方の足を引
きつけ、両足がそ
ろったらひざを伸
ばして立つ

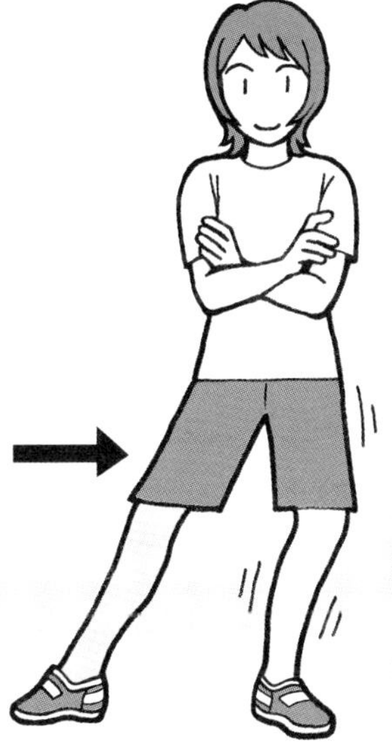

4
逆の足を横に出してひ
ざを曲げて体重を移動
させ、もう一方の足を
引き寄せて両足で立つ。
1に戻って繰り返す

下肢の運動は、室内でも靴をはくとベター

下肢の筋力トレーニングは、足で全身の体重を支えます。また、移動もあるので、靴をはくほうが安心です。 滑りにくく、運動効果も上がります。ジョギングシューズではなくても、かかとがフラットで裏がゴム製であればOK。 学校用の上履きなど、軽くて最適です。スリッパやつま先の出るものは避けましょう。

控えた方がよい筋トレはあるの？

乳がん術後は、肩関節に負担を与えないよう注意

運動はリンパ浮腫の予防・改善に多くのメリットがありますが、安全に行うために注意したいことがあります。特に筋力トレーニングは、効果的な運動がたくさんある（54〜57ページ）一方で、逆効果になる運動もあります。

逆効果になった場合に傷めやすいのは、乳がん術後の場合、肩関節です。

肩関節は、「重いものをつり下げる構造」と、「自由に動かす機能」を合わせ持つために、とても複雑な制御の仕組みを持っています。その仕組みを担うのは肩の深部にある腱板（けんばん）です。

乳がんの手術や放射線治療は、「肩を自由に動かす機能」に支障を生じがちです。ただし、動かさないと柔軟性が失われ、リンパ浮腫のリスクも高まるので、痛みの出ない範囲で動かすようにします。

一方、リンパ浮腫は、「重いものをつり下げる構造」に負荷を与えます。むくんだ腕の重みだけでも大きな負担になります。ときどき腕を心臓より高い位置に上げて肩の負担を軽くしてあげるとよいでしょう。

運動をする前には、入念にストレッチを行い（50〜53ページ）、「重りを持って肩を下に引っ張るような運動」を避けるようにします（左ページ）。

手首や足首を圧迫する運動は避ける

控えたい運動にもう一つ、「腕立て伏せ」があります。床についた手首に体重のほとんどがかかるので、手首の血管が圧迫されて血流が妨げられ、リンパの流れも滞る可能性があるからです。

乳がん治療後のリンパ浮腫の方が腕の筋力トレーニングを行う場合は、立って壁に手をついて腕を屈伸するか、重りを肩より高い位置で上下する運動（54〜55ページ）などで行いましょう。

婦人科がん治療後のリンパ浮腫の場合は、スクワット（左ページ）のように、両足を固定して全体重を乗せる運動は、やはり足首を圧迫してリンパの流れを妨げる可能性があります。

いずれにしても、やりすぎないことが基本です。重りを持って立ち、ひざを屈伸するデッドリフトなども要注意です。

※「リンパ浮腫診療ガイドライン（2018年版）」（日本リンパ浮腫学会編）

注意したい筋トレメニュー

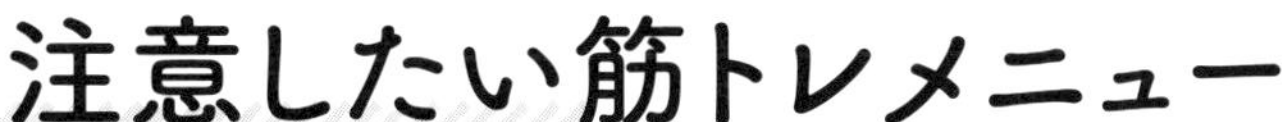

リンパ浮腫の予防のために行うときも、発症後の治療で行うときも、以下のメニューは避けるか、または、控えめにしましょう

下肢リンパ浮腫の場合

スクワット

これはNG

両足を固定してひざを曲げて下半身を鍛えるスクワット（下の図）は、足首の血管が圧迫されてリンパの流れが滞りやすい。特に弾性包帯着用中は、ひざを深く曲げて数秒静止するような動きを避ける

これならOK

下半身の筋力トレーニングは、脚全体を動かす前への踏み出し運動（56ページ）、横への移動運動（57ページ）がおすすめ。なお、脚を大きく開いてひざを軽く曲げて腰を上下するワイドスクワットと呼ばれる動きは、筋トレの効果は少ないが、足首などへの影響は比較的少なく、股関節のストレッチにはおすすめ

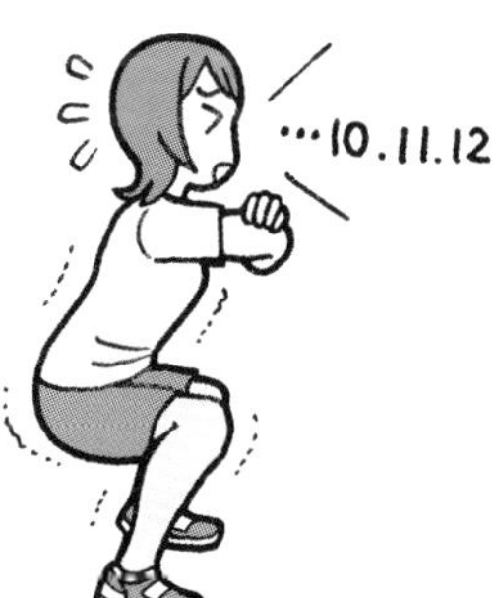

上肢リンパ浮腫の場合

ダンベルの引き上げ

これはNG

ダンベルなど重りを持った腕を肩から下げて引き上げる動作は、肩関節を傷めやすい

これならOK

重りを持つ腕を、肩より上に上げて伸ばしたり曲げたりする運動はおすすめ（54～55ページ）

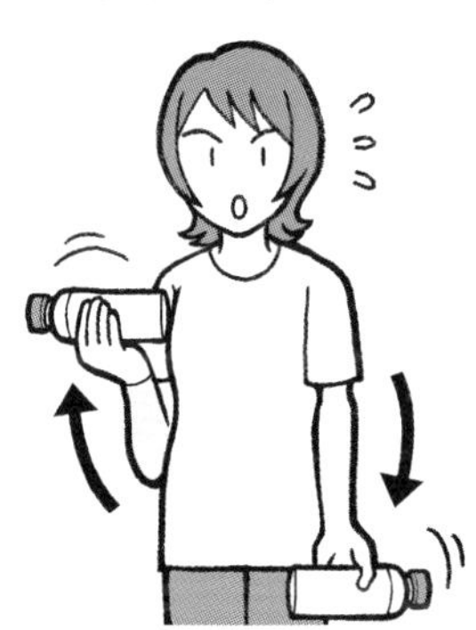

腕立て伏せ

これはNG

床に両手をついて行う腕立て伏せは、ひざを床についても肩関節に負担をかけるので避ける

これならOK

立って壁に両手をついてひじの曲げ伸ばしをする壁を使った腕立てなら、やり過ぎなければOK

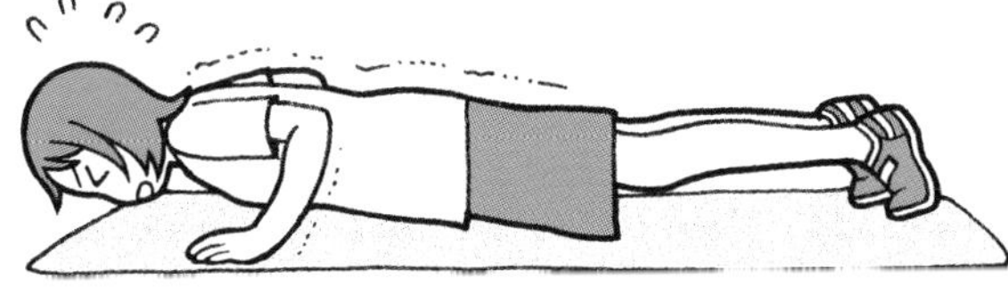

Check!

物足りないところでやめる!

運動はやり過ぎると逆効果。左のようなサインが出たら運動を控えて様子をみましょう。安静にしても回復しなかったら、受診します。

見逃さないで! やりすぎのサイン

- ❑ それまでなかった痛みが出た
- ❑ 運動後、ぐったり疲れた
- ❑ 今までなかった症状がある
- ❑ 運動が苦痛に感じる

「有酸素運動」で脂肪燃焼！

まずは1日10分のウォーキングから

有酸素運動はハードルが高い、と思う人がいるかもしれません。でも、そう思う人こそ始めてほしいのです。1日10分、歩くことから始めましょう。家の中でできるメニューも豊富に紹介しています。

有酸素運動は心拍機能を高めます。そのさい、胸の奥にある胸管のリンパの流れを促すので、全身のリンパの流れを改善する効果が得られます。

しかも、有酸素運動は体内の脂肪の燃焼を促すので、ダイエットとともに、高血圧や脂質異常症、糖尿病の予防・改善にも効果的。ひいてはがんの再発予防に役立ちます。

ウォーキング

正しいフォームで歩くことが大切です。歩幅が広いほど運動効果大

目線をやや上に置いて、腕を大きく振って歩く
つま先を上げて踏み出し、かかとから着地して体を前に押し出す
慣れてきたら軽く息がはずむくらいの速さで歩こう
後ろ足は親指のつけ根を押し付けるようにして蹴り出し、かかとを上げる

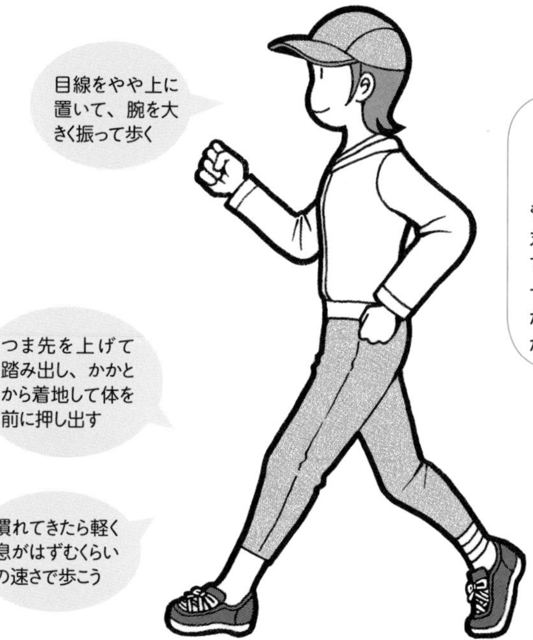

シューズ選びはとても大切！

靴底が板状で曲がらないもの、逆にやわらかすぎて丸まってしまう靴は避けます。理想はランニングシューズ。つま先がしなやかに曲がり、土踏まず部分にかたさがあるものを選びましょう。

下肢リンパ浮腫の人はポールを持つと安心

片側の脚にむくみがあると、歩いているうちに左右のバランスがくずれて腰に負担がかかって傷めることがあります。特に弾性包帯着用時には両手にストックを持ち、歩幅を小さめに、速くなり過ぎないようにしましょう。

自転車で走ろう

ママチャリでもOK。少し息がはずむくらいの速さでこぐとよい有酸素運動になります

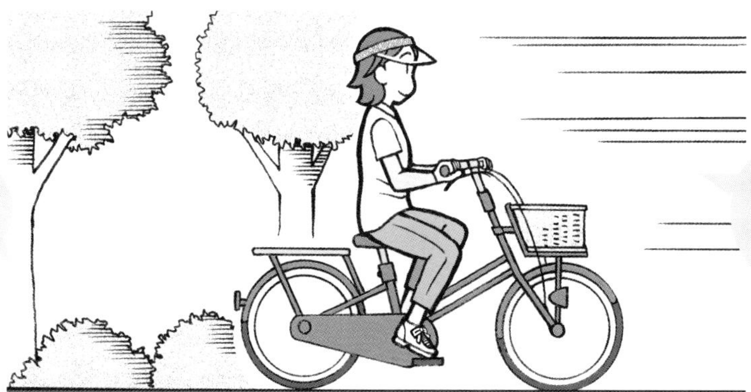

坂道を登れば、足腰の筋肉トレーニングに絶好

下肢リンパ浮腫で左右のバランスがとりにくい場合も、自転車なら安心。

踏み台昇降

階段くらいの高さの台を昇り降りします。短時間でも運動効果大

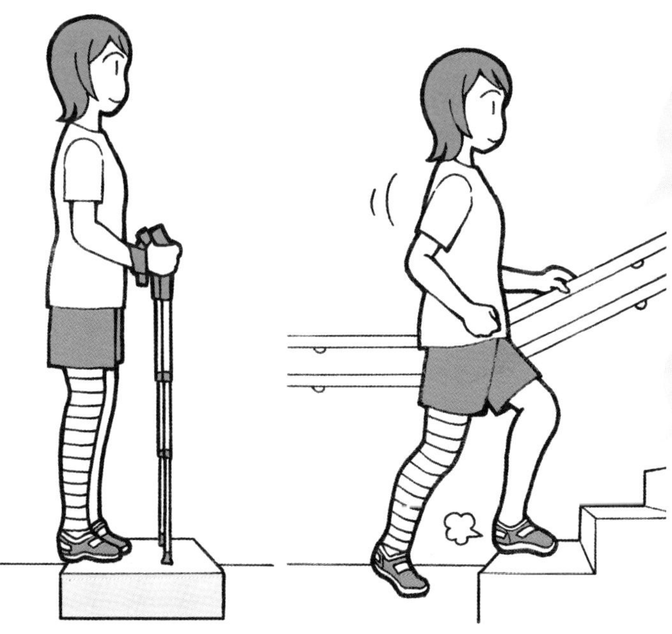

片脚ずつ台に乗せて一度両足をそろえ、降りるときも片脚ずつ下ろして両足をそろえる

下肢リンパ浮腫が重い場合は、高さ20㎝くらいの踏み台を昇り降りするとよい。体がぐらつくようなら両手にポールを持って支える

階段の手すりに手を置いて支えながら階段の昇り降りをする。左右どちらかの負担が大きくならないよう均等に行う

降りるほうが脚への負担が大きいので、注意して行い、痛みが出るようならすぐにやめる

★踏み台の昇降は回数でなく、時間で加減する。60秒間を1セットとして、続ける場合は30秒間、休憩する

有酸素運動は週150分、筋トレ週2回を目安に

「米国スポーツ医学会（ACSM）」は、がんサバイバーの健康維持のために、「有酸素運動を週150分、筋トレを週2回」行うことをすすめています。

有酸素運動は、週に3～4回に分けて行うほうが安全面からおすすめです。やり過ぎは禁物。「やり過ぎのサイン（59ページ）」を見逃さずに。

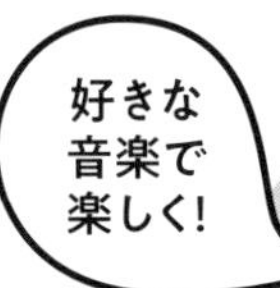

おうちエアロ

音楽に合わせてステップを踏むエアロビクスは絶好の有酸素運動です。 簡単なステップを覚えれば、自宅で好きな曲に合わせて楽しめます。 最初は1分、さらにもう1分と、徐々に時間を増やしましょう。

ステップタッチ

初めてエアロビクスに挑戦する人はこのステップから始めましょう。 慣れている人も、ウォーミングアップにおすすめです。イラスト1～4を順に繰り返します。 慣れてきたらだんだん速く動いてみましょう。

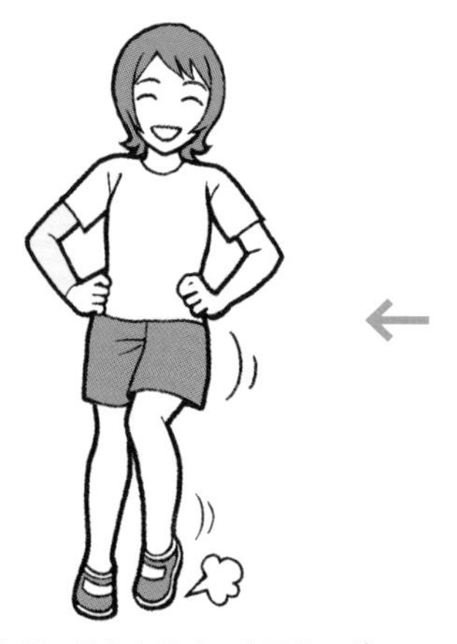

4 左足に重心を乗せ、右足はひざを曲げて寄せ、床をタッチする

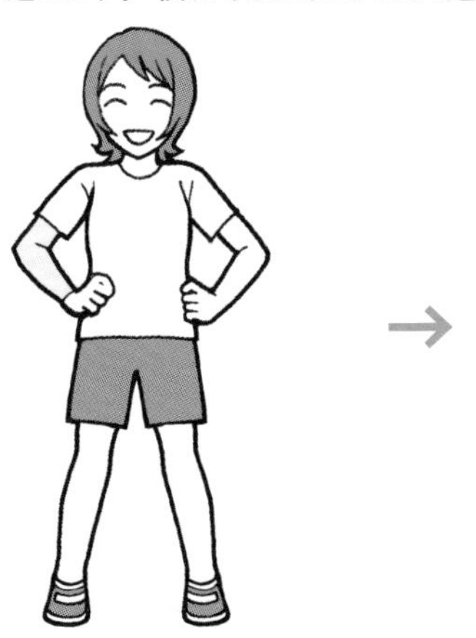

1 肩幅に足を開いて立つ

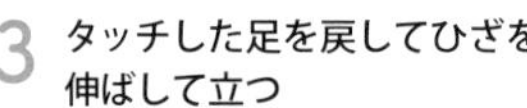

3 タッチした足を戻してひざを伸ばして立つ

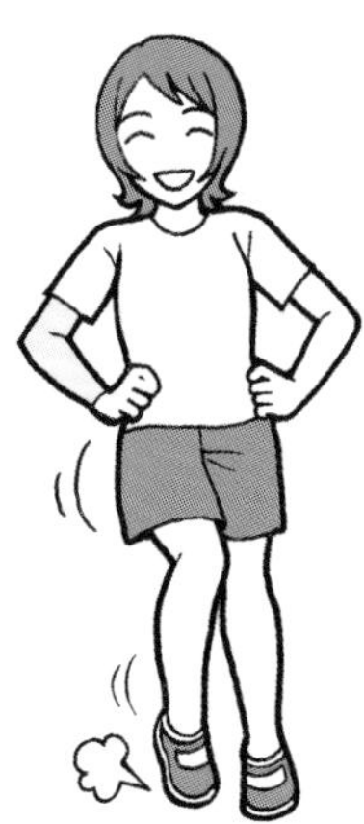

2 右足に重心を乗せ、左足はひざを曲げて寄せ、床にタッチする

★イラストは対面です

レッグカール

片足立ちを繰り返すので、ステップタッチより消費エネルギーが多く、太ももやお尻の筋トレにもなります。 左右の脚のバランスがとりにくいときは、ストックを両手に持って行うとよいでしょう。

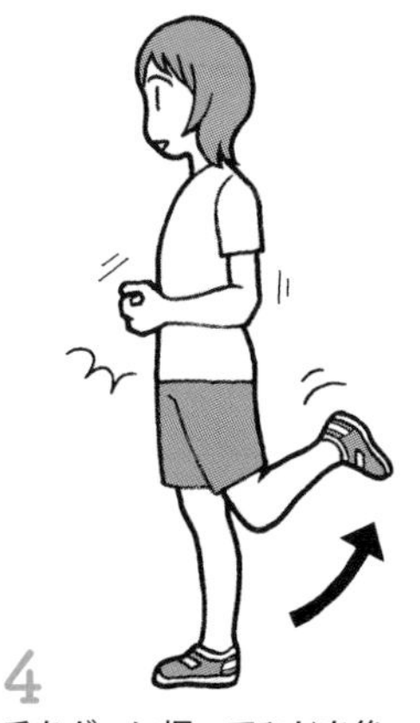

4 手をグーに握ってひじを後ろに引きながら、反対の足を後ろに蹴り上げる

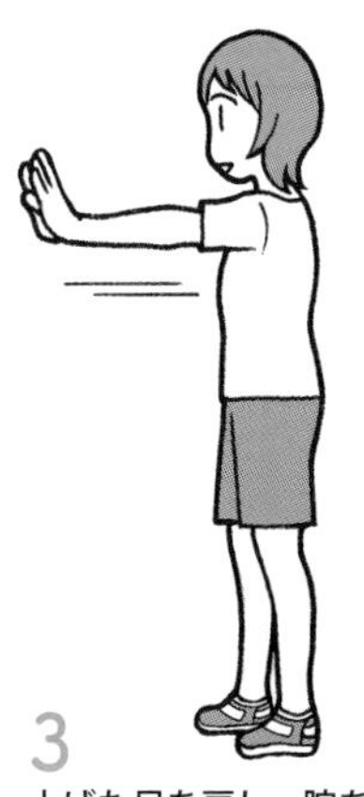

3 上げた足を戻し、腕を前に伸ばす

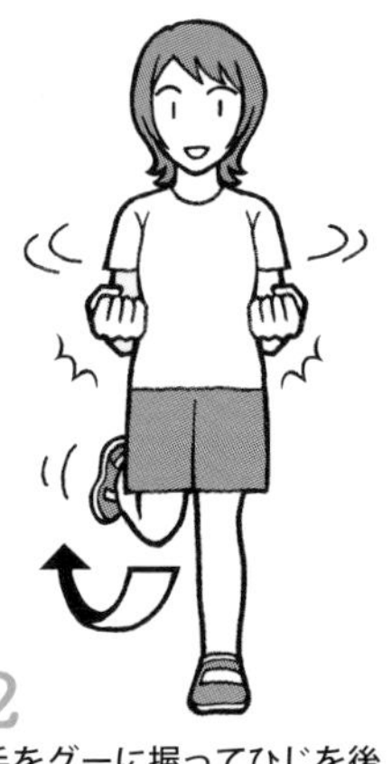

2 手をグーに握ってひじを後ろに引きながら、片足を後ろに蹴り上げる

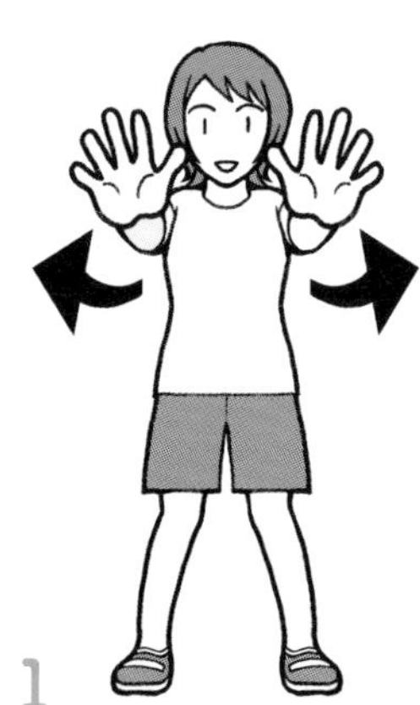

1 両足を肩幅に開いて立ち、両腕は肩の高さに上げて前に出し、手のひらはパーに開く

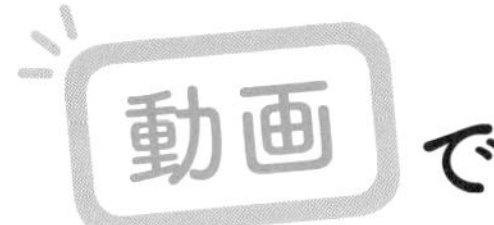

動画でリンパケアエクササイズ

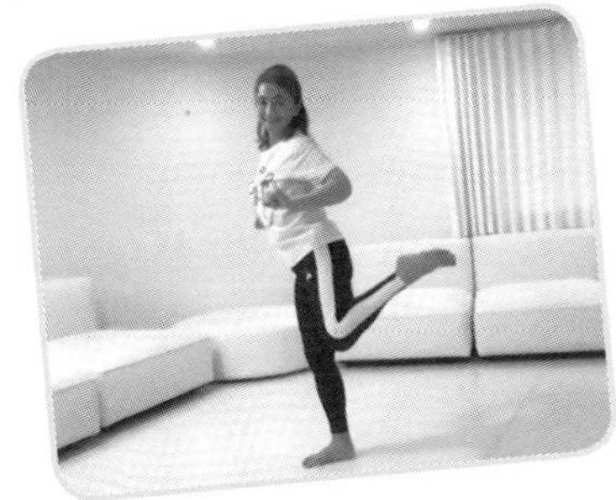

「キャンサーフィットネス」の特別メニュー

運動を通してがん患者を支援している「キャンサーフィットネス」（128ページ）は、がん患者さんが楽しく運動を続けられるコンテンツを多数発信しています。「おうちエアロ」（右ページ）も代表の広瀬真奈美さんが以前より指導している人気メニューです。

さらに本書の発刊を記念して、動画を見ながら楽しく続けられる新しいエクササイズメニューを開発しました。音楽に合わせて広瀬先生とともに踊りながら、「筋力トレーニング」「ストレッチ」「有酸素運動」をとり入れた「リンパケアエクササイズ」ができます（本書の運動指導の山本優一先生も監修）。

動画は、「ボディチェックと腹式呼吸、準備体操」を5分、「リンパケアエクササイズ」を5分で合計10分です。ぜひ広瀬先生とともに、心地よい汗を流してみてください。

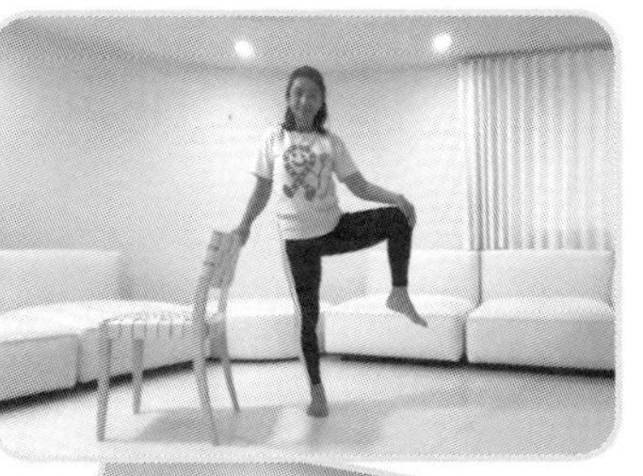

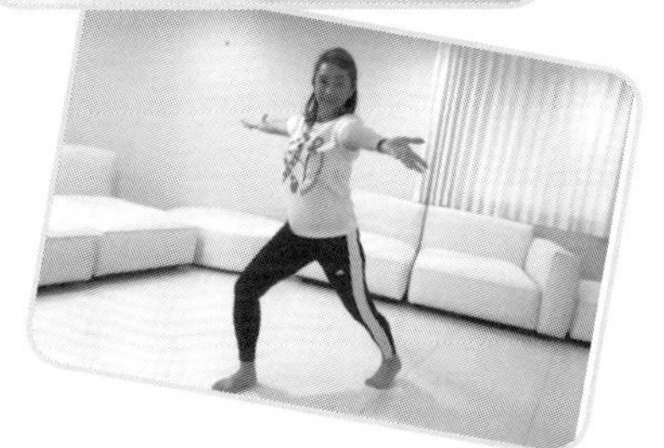

■QRコードからアクセスしてください。

趣味のスポーツ、続けてよい？

若い頃から続けてきたスポーツや、長年楽しんできたゴルフやボーリング、ダンスなど、趣味のスポーツも、リンパ浮腫が発症したからといって、あきらめる必要はありません。ただ、注意したいのは、好きなこと、得意なことは、熱中しやすく、ついエスカレートして無理をしてしまいがちなことです。

基本的に、どのスポーツでも、無理をすれば、症状の悪化や蜂窩織炎（ほうかしきえん）の発症を招く危険があります。特に右にあげたよなスポーツに注意しましょう。

いずれにしても、疲れたら体を休め、セルフケアを充分に行うことが、長続きのコツです。

- **水泳**　水泳は水圧がかかるので、浮腫によい効果があります。ただ、皮膚が水分でふやけると傷つきやすくなります。患肢をときどき観察して注意しましょう。運動後は塩素水をよく洗い流すことも大切。
- **屋外のスポーツ**　皮膚が赤くなるような急激な日焼けは蜂窩織炎のリスクになります。手袋、衣服で直射日光を遮断し、日焼け止めクリームを忘れずに。
- **相手のいる競技**　テニスや卓球など、相手のいる競技は無理をしやすいもの。勝負にこだわらず、あくまでもスポーツを楽しむことに気持ちをシフトしていくとよいでしょう。

患者スクール座談会から②

どうしてる？　弾性着衣の工夫

毎日使うスリーブや弾性ストッキング。より快適に過ごすために、いろいろ使い分けたり、夏は暑さ対策をしたり、それぞれ工夫をしているようです。

※座談会の記録を基に、再構成して紹介しています。

使い分けて便利に

弾性着衣は毎日、洗います。最初、2枚しかないときは、洗い忘れて2日使ったことも。半年後、2枚追加で購入して4枚になった後は、洗い忘れたときの予備が増えて楽になりました。

私も複数を使い回しています。きょうはしっかり運動しようという日は新品のスリーブ、そんなに動かない日は2番手のスリーブ、家から出ない日は古いスリーブ、と使い分けています。

弾性包帯をして寝るのはつらかったのですが、主治医とも相談して夜用弾性スリーブを使うようになったら、ずっと楽に眠れるようになりました。ソフトで気持ちいいし、着脱も楽なのがうれしいです。

私はむくみが強い日は主治医とも相談して弾性包帯をしています。最初は巻くのが大変でしたが、慣れてくると、包帯は圧を自分で調整できるし、間にガーゼやスポンジが入るので、意外に気持ちよいものです。

夏の暑さ対策は？

夏は古いものを外出時にバッグに忍ばせておいて、汗をかいたときの交換用に利用しています。運動をするときは上から冷感スプレーや水を吹きかけると蒸散熱で涼しくなります。

夏の弾性ストッキングの着脱は汗をかくので大変です。かならず冷房のきいた部屋でやります。外出時に直したいときも、冷房のあるトイレを探します。服装もスカートを選んでいます。

空調のきいた会社で、以前は夏は冷えないよう、足腰にブランケットを巻いて仕事をしていました。弾性ストッキングをはくようになったらちょうどよいです。

広瀬さん
アドバイス

平編みと丸編みを使い分けています

私はスリーブですが、運動するときは平編み製品を使います。伸長率が小さいので圧迫効果が高く、汗をかいても通気性が高いので快適です。

夏のゴルフとか水泳などには丸編み製品のほうが楽に感じます。平編みより伸縮性があり、種類が豊富なので、外出時などにも使えます。ただ、くびれができやすく、蒸れやすいので、1日に何回かとりかえることもありますが価格も手頃なので気楽に使えます。

いずれにしても、着けて気持ちがいいと感じれば、そのときの状態に適していると思っています。

PART 3

体重管理は予防のカギ！
太らない食べ方

じつは肥満は、リンパ浮腫の大敵です。
体内に余分な脂肪が増えると、リンパ管に負担をかけてしまうからです。
一方で、リンパの流れを促すためにも、筋肉をキープすることが大事です。
忙しい中でも気軽にできる、栄養バランス良く食べるコツを紹介します。

栄養価は『日本食品成分表2015年版（七訂）』（文部科学省）に基づいて算出しています。

思っている以上に重要！

体重コントロールは、リンパ浮腫の予防・改善の決め手

肥満はリンパ浮腫の発症リスクになる

リンパ浮腫の原因は、リンパ節郭清などのがん治療ですが、それだけで発症するとは限りません。さらにいくつかのリスクが加わることで発症します。そのリスクの一つが肥満です。

乳がん術後6か月以降のリンパ浮腫の発症率と、さまざまなリスクとの関係を調べた研究が世界中で行われてきました。BMI（体格指数、左ページ）30以上の肥満グループでは、リンパ浮腫の発症率がBMI30以下のグループの3.6倍に上ったと報告されています。肥満が発症リスクになることを示す報告はほかにも多数あり、肥満がリンパ浮腫の危険因子であることは確実だとされています。

婦人科がんによる下肢リンパ浮腫については、まだ研究の数が少なく確実ではありませんが、肥満が発症リスクである可能性が高いと考えられています。

体重コントロールは、予防にも改善にも効果的

肥満はリンパ浮腫の発症リスクになるだけでなく、発症後も、症状を悪化させる大きなリスクになります。

というのも、リンパ管は体内の余分な脂肪の回収も行っているので、肥満になると負担が増します。さらに脂肪がリンパ管に沈着したり、線維化を促したりしてリンパ管の働きを鈍らせた結果、リンパ浮腫はさらに悪化します。

逆に、肥満を改善すれば症状が軽減することが、乳がん術後のリンパ浮腫では確実とされています。子宮がんなどの婦人科がんでは、まだ確実な結論は出ていませんが、肥満の改善が症状の軽減につながることは事実です。

さらに、がんサバイバーの方は、体脂肪を落とすだけでなく、筋肉をキープすることも大事です。活動的な生活を維持することは、リンパ浮腫の軽減に欠かせないセルフケアの意欲を支え、運動の効果を上げてくれます。また、筋肉があれば、代謝が上がるので、体脂肪が増えにくくなります。

筋肉をつけるには、栄養バランスのよい食生活を心がけることが重要です。筋肉の材料となるたんぱく質をしっかりとり、カロリーに気をとられて必要な栄養素が不足しないようにすることが大事です（68～69ページ）。

参考資料：「リンパ浮腫診療ガイドライン2018年版」（日本リンパ浮腫学会編）

自分にとって適切な体重を知るには？

STEP 1　標準体重を調べよう

まずは今の自分の体格を客観的に見ることから始めましょう。 今の体重を量り、ＢＭＩ（体格指数）を計算して調べましょう。 普通体重の中央値のBMI 22が標準体重とされています。 今の体重がこの前後であればまずはだいじょうぶ。なお、「隠れ肥満」の場合もあるので体脂肪もチェックしましょう(71ページ)。

●BMIを出してみよう

体重　kg
÷
身長　m
×
身長　m
＝
BMI

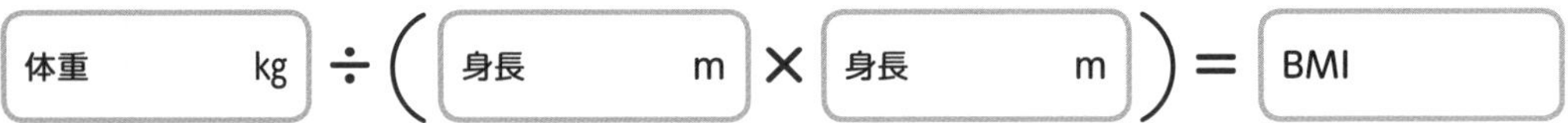

BMIの見方　低体重：18.5未満　普通体重：18.5以上25未満　肥満：25以上　標準体重：22

●標準体重を出してみよう

身長　m
×
身長　m
×22(BMI)＝
標準体重　kg

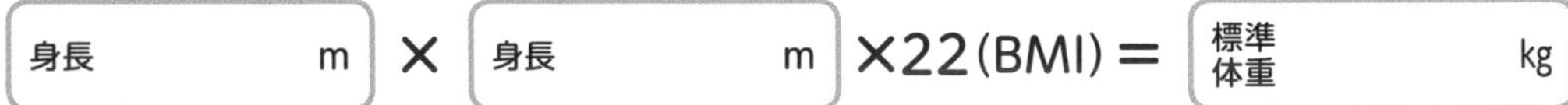

計算の例（身長160㎝、体重64㎏のAさんの場合）

BMI　64(kg) ÷〔1.6(m) × 1.6(m)〕= 25　　標準体重　1.6(m) × 1.6(m) × 22 = 56.3㎏

STEP 2　健康のために目標とする体重は？

あなたが、これまでの人生で、健康診断の数値も正常で、心身ともに調子がよく、健康的だったと感じる体重は何㎏ですか？　体重が「標準体重」より多いかたは、「標準体重」と「健康的なときの体重」、どちらか現在の体重に近いほうを目標体重にして（68～79ページ）食生活を見直すことから始めましょう。

健康的なときの体重　　kg

あなたの目標体重　　kg

Check!

シニア世代は体重よりも筋力維持を意識しよう

近年、シニア世代では「フレイル（虚弱）」が問題となっています。これは加齢による筋力の低下や食事量の減少による「低栄養」などから、心身の衰えが見られる状態のことです。 体重が減って疲れやすくなり、外出もおっくうになる……。そんな状況になったら注意です。65歳以上のかたは、ダイエットは主治医と相談して慎重に。 基本はしっかり食べて、運動をして、筋力を維持することが優先です。

わかりやすい！

「4つの食品群」で、太らず筋肉を維持する食べ方を！

必要な栄養が手軽にとれる！

それでは、体重コントロールをしながら筋肉もキープするためにはどのような食事がよいのでしょうか。

私たちが生きるためには、「たんぱく質」「炭水化物」「脂質」「ビタミン」「ミネラル」を合わせた5つの栄養素をとる必要があります。だから適切なエネルギー量の中で、この必要な栄養素を過不足なくとることが肝心です。

むずかしそうと思いましたか？　だいじょうぶ！　栄養素の特徴から分けた「4つの食品群」からバランスよくとればよいのです。左に目安量を示しました。あなたの日頃の食事と照らし合わせて適量に調節してみましょう。

「4つの食品群」とは？

第1群

乳・乳製品・卵

カルシウムなど日本人が不足しがちな栄養素を含む

たんぱく質食品のなかでも、カルシウム、鉄、ビタミンB_2　など、日本人に不足しがちで、骨や血液の材料として欠かせない栄養素がバランスよくとれる食品のグループ。

第2群

魚介、肉、豆・豆製品

筋肉や血液のもととなる良質なたんぱく源

筋肉や臓器、血液など体を作るために必要な良質たんぱく質を豊富に含む食品のグループ。動物性食品と植物性食品の両方から摂取することでより質がアップする。

第3群

野菜（きのこ・海藻含む）、芋、果物

体の調子を整えるビタミンやミネラル、食物繊維が豊富

ほかの栄養素の代謝を助け、体の調子を整えるビタミン、骨や酵素の成分となり、筋肉の働きも調整するミネラル、腸内細菌の餌となって免疫機能を支える食物繊維も供給するグループ。

第4群

穀物、油脂、砂糖、種実、菓子、飲料、調味料

エネルギー源となる炭水化物が豊富

エネルギー源となる炭水化物や脂質を多く含む食品のグループ。調味料やお菓子、お酒などの嗜好品も含まれる。嗜好品をとりたいときは第4群の中で調整する。

・「4つの食品群」は女子栄養大学で提唱する食事法「四群点数法」を参考にしています。

「4つの食品群」で示した1日1600kcalの目安量

4つの群のエネルギー配分を意識して、まんべんなく食品をとると栄養バランスが整います。

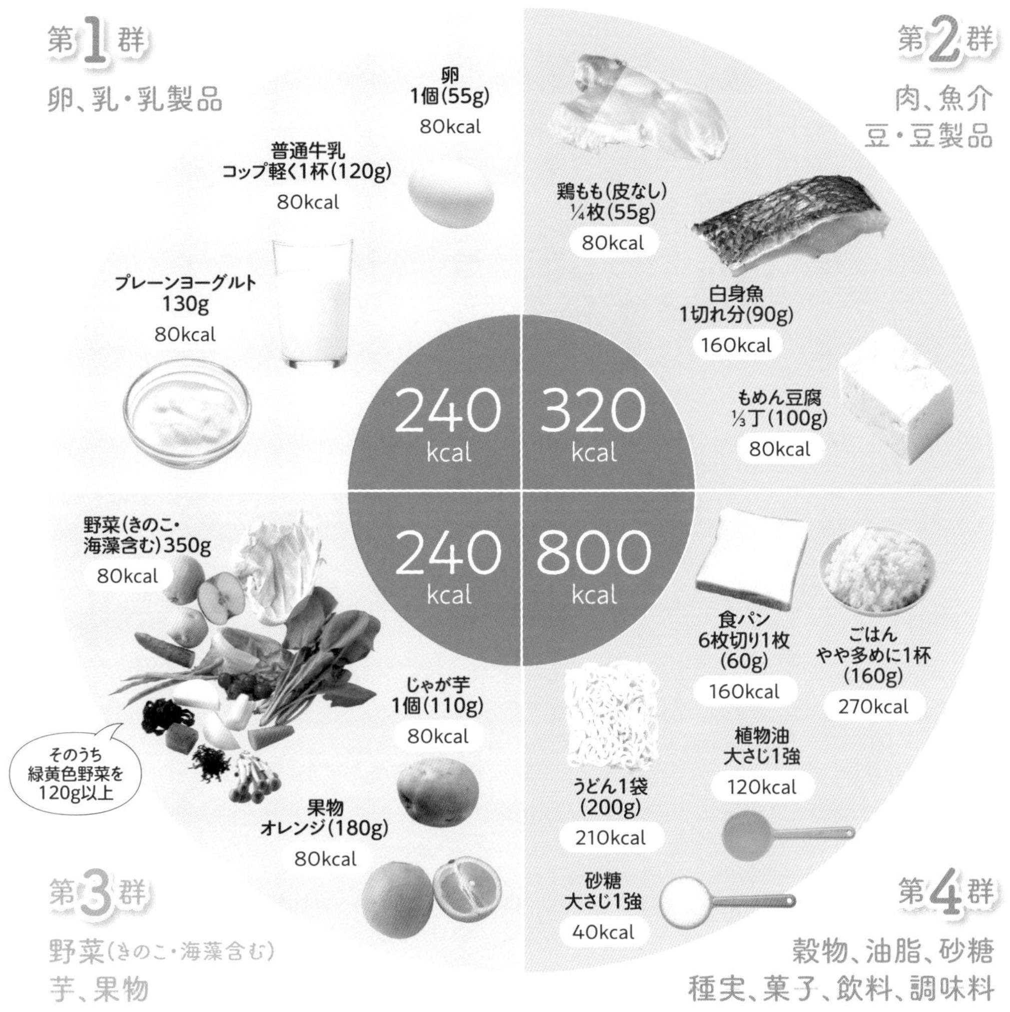

・上記の食品カロリーは、目安をつかむため、端数処理をしたもの。

1日1600kcalとは？

例に示した1600kcalは女性(18～65歳・身長150～160㎝程度)で活動量が低い人が最低限必要なエネルギー量です。活動量が多い方や身長が高い方は、1日の摂取エネルギーをさらに50～150kcal程度増やし、体重の増減を見ながら、自分の適正体重をキープできるように調整しましょう。

ダイエットをする場合は？

体重を減らしたい時は、女性(18～65歳)の場合は、1日1500kcal※をベースに自分の体格や活動量に合わせて調整しましょう。そのさい、第4群(主食やお菓子など)の量を減らすと、栄養をとりつつエネルギーを調整できます。体調をくずさないように、1か月で体重1～2kg減のゆるやかなペースで行うことが大切です。

※『聖路加国際病院　乳がん術後の心と体を守るダイエット』(女子栄養大学出版部)にもくわしく解説しています。

今すぐできる!

太らない食べ方に変わるプチ作戦!

リンパ浮腫はやるべきセルフケアがほかにもあるため、食事を見直すなんてたいへんと思うかもしれません。そこで時間がなくてもできる、簡単なアイデアを紹介します。自分の生活の中でできそうなことをまずは一つか二つ選んで始めてみませんか?

記録で変える

1日1回、体重計に乗る

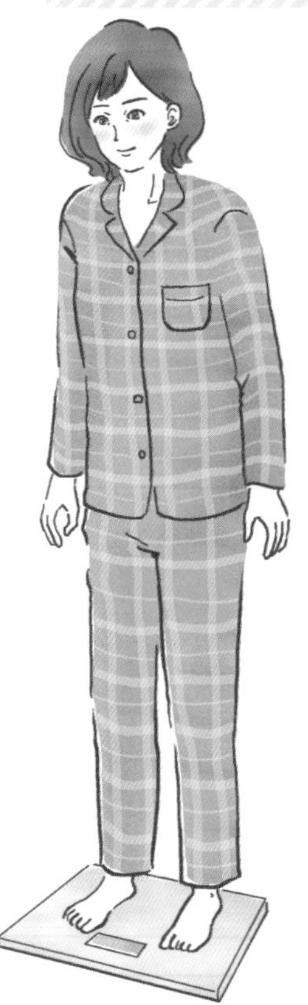

毎日体重を量ると、食べたものによって体重がどのように変化するかが実感できます。体重が増えたときは、「食べ過ぎたかな?」「夕食を遅い時間に食べたからかな?」などふり返ることで、原因が見えてきます。

できれば記録するのがおすすめですが(104〜105ページ)、ただ量るだけでも効果があります。

アドバイス

- 体重は1日の中で変動するので、かならず同じ時間帯に量る。
- 可能なら、体脂肪率も測る。
- 服装はパジャマなど、できるだけ同じ重さのものにする。
- 可能なら、1日2回(「朝起きてトイレのあと」と、「夕食のあと」)に体重を量ると、より食事との関連が見えてくる。

食べたものをメモする

「食べていないのになぜか太る」と思っている人は、試しにまずは3日間でよいので、朝起きてから夜眠るまでに口に入れたものをすべてメモしてみましょう。じつは、自分が食べたと思っているエネルギー量は、実際に食べたエネルギー量より3割少ないという研究報告があるのです。もしかすると、自分が思っていた以上に食べていたことに気がつくかもしれません。

意外に
食べているなぁ…!
無意識に
とっている甘い
飲み物やお菓子も
忘れずに記入!

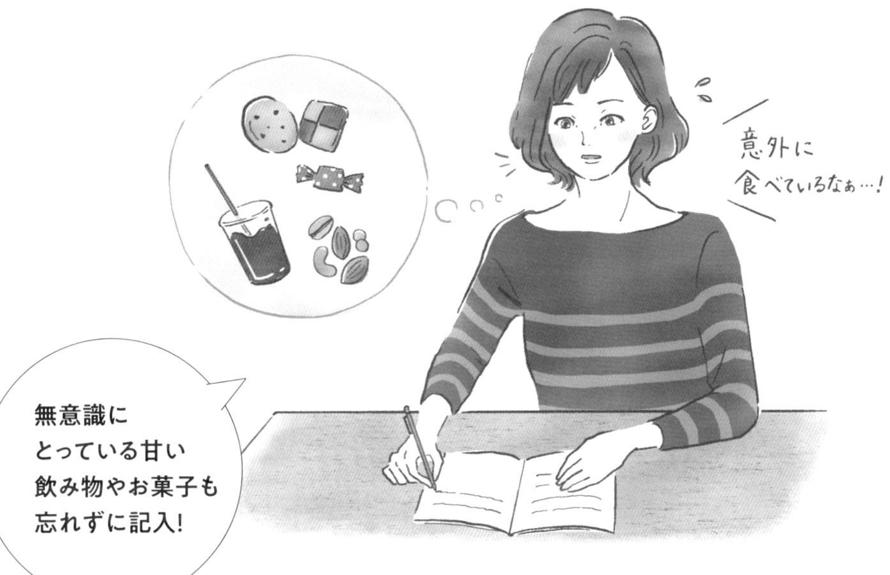

Check!

筋肉が少なく体脂肪が多い「隠れ肥満」に注意!

見た目は普通の体型なのですが、じつは体の中の筋肉量が少なく、脂肪が多い状態、それが「隠れ肥満」です。

成人女性の場合、BMIが25以下でも、ウエスト周囲径(へその高さの腰まわり)が90cm以上の場合は、内臓脂肪が多く、隠れ肥満の可能性があります。また、体脂肪率35%以上の場合も体脂肪が多く筋肉量が少ないため、注意が必要です。

筋肉量が少ないと基礎代謝も減り、太りやすくなります。また、リンパ液の循環を促す筋肉(54ページ)が乏しいと、症状が進行しやすくなります。そうなると体を動かすのがおっくうになり、ますます筋力も落ちて太りやすくなるという悪循環に……。

筋肉量の低下を防ぐために、体重だけでなく、ウエストや体脂肪率もチェックしましょう。日常の運動量を増やし、たんぱく質もしっかりとり、筋肉を維持することがたいせつです。

朝ごはんを食べて体にスイッチを入れる！

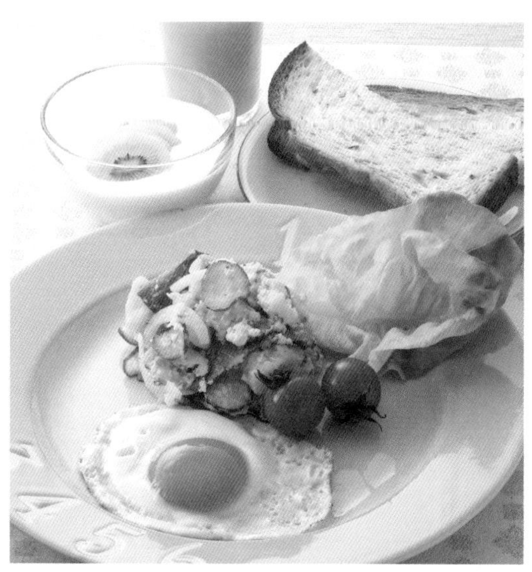

体の機能は、３度の食事を合図にリズムを刻む、体内時計で調整されています。特に朝ごはんは重要なスイッチです。朝食を抜いてしまうと、体内時計のリズムが崩れて代謝が乱れ、太りやすくなります。

朝は食欲がないという人は、夕食を早めに食べ、腹八分にすませるようにしましょう。翌朝は自然とお腹がすいて食べられるようになります。

時間がないというかたは、「パン＋卵＋サラダ」や、「ごはん＋納豆＋みそ汁」、などメニューのパターンを決めるのがおすすめです。

おやつは午後4時までにする

やっぱりおやつは欠かせない、という人は、太りにくい時間帯に食べるようにしましょう。同じお菓子を食べても、夕方以降食べるよりも、午前中から午後4時までに食べるほうが脂肪になりにくいことがわかっています。甘いくだものも、糖質が含まれるため、夕食後のデザートではなく、朝食か昼食に食べるのがおすすめです。

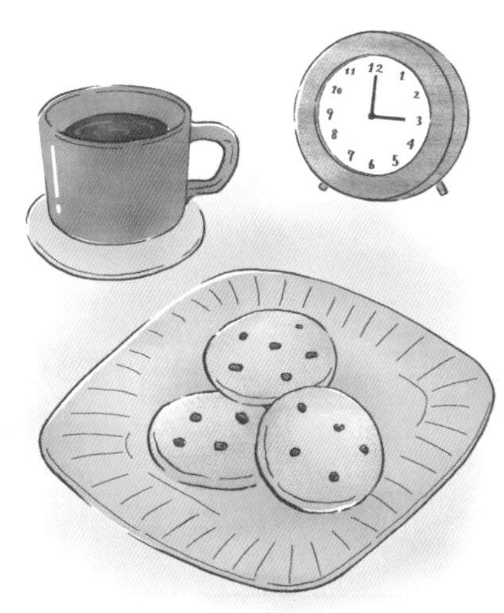

お菓子やお酒は、主食で調整

お菓子やお酒を楽しみたいときは、同じ第４群（69ページ）の中の、ごはんやめんなど主食の量を減らしてエネルギー配分を超えないように調整します。たとえば、ビール１杯（200ml）ならおよそ80kcalですので、主食のごはんを50g分（160g→120g）に減らせば、OKです。

夕ごはんは遅くとも9時までに食べる

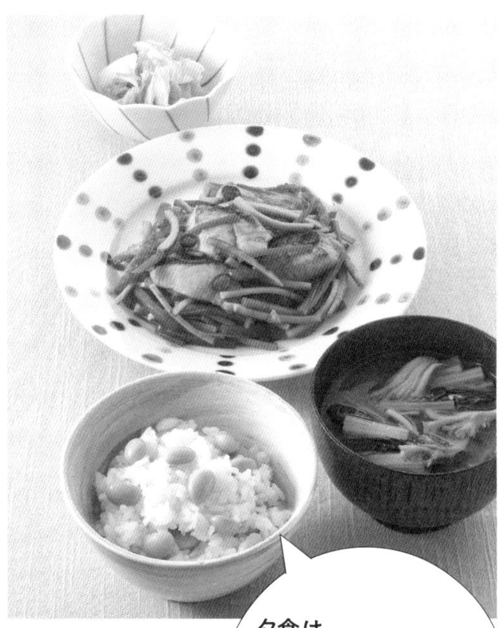

写真の献立は「サケとごぼうとにんじんのきんぴら風」「白菜の即席漬け」「小松菜とまいたけの味噌汁」「えだ豆ごはん」。

夕食は500~600kcalが目安。 寝る時に少し空腹を感じるくらいがちょうどいい！

1日の終わりの夕ごはん、開放感もあって、たっぷり食べるくせがありませんか？ 夜は食べたものが脂肪として蓄積されやすい時間帯。お腹がいっぱいになるまで食べて、そのまま寝てしまうと体重はどんどん増えていきます。 夕食の量は腹八分で、寝る3時間前まで（遅くとも夜9時まで）にすませるのが理想です。

もの足りないと感じる場合は、野菜やきのこなど、低カロリーの食材をうまくとり入れれば、満足感がアップします。

眠る時、「少しお腹が減っているかな？」と感じるくらいがちょうどよいのです。 最初は慣れなくてもまずは数日続けてみてください。 翌朝の胃腸の調子がよいことに気づき、快適に感じられてくるはずです。

どうしても夜遅くなる日は？

残業などで、夕食が遅くなる日は、早めの時間に少しでも何か食べて、遅い時間の食事の量を減らしましょう。 脂質の少ない消化のよいメニューにして、できるだけ300〜400kcal程度に収めるとよいでしょう。

ゆっくりよく噛(か)んで食べる

忙しいとつい食べる時間が早くなり、気づかずうちに「早食い」がくせになっていることがあります。 早食いは噛む回数が少ないために満腹感を得にくく、気づかないうちに食べすぎがちなので要注意。 しかも、血糖やインスリンがより上昇しやすくなるため、脂肪が蓄積しやすくなります。

- 一口食べたら、箸(はし)を置いて20回以上噛んでみる。
- 五感を使って、味わって食べる。
- ごぼうなど噛みごたえのあるもの、きのこ、こんにゃくなど食感に変化が出るものを加える。
- 骨つきの肉や魚、殻つきの貝など食べるのに手間がかかるものを加える。

主食は雑穀ごはんやパンにしてみる

主食のごはんやパンを雑穀入りにしたり、玄米や胚芽精米など精製度の低いものにかえると、食物繊維がアップ！　腸内環境を良好に保つ効果が期待でき、便通もよくなり太りにくい体につながります。

ごはん

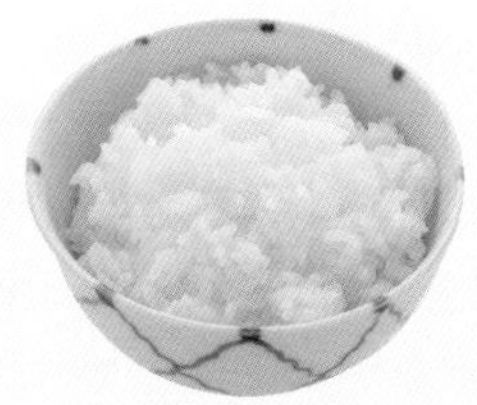

ごはん150g

エネルギー	252kcal
食物繊維	0.5g

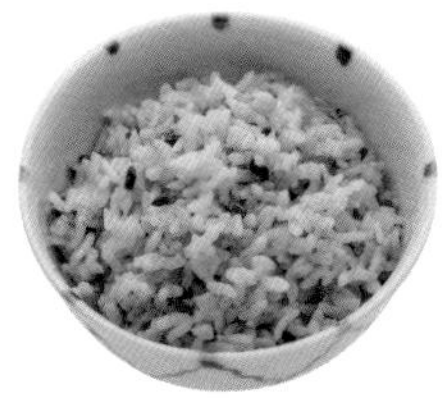

雑穀入りごはん

エネルギー	253kcal
食物繊維	0.9g

➡0.4gアップ

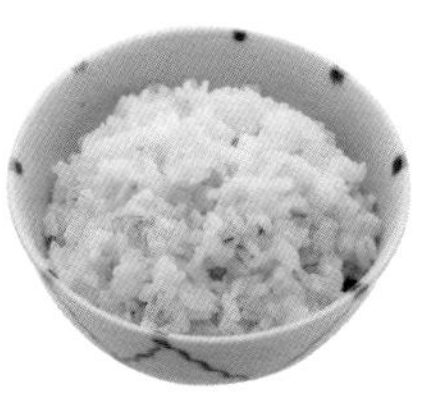

押し麦入りごはん

エネルギー	251kcal
食物繊維	1.4g

➡0.9gアップ

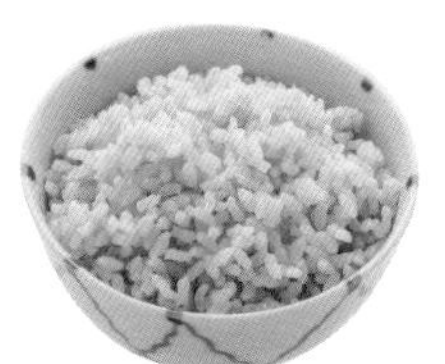

発芽玄米ごはん

エネルギー	251kcal
食物繊維	2.7g

➡2.2gアップ

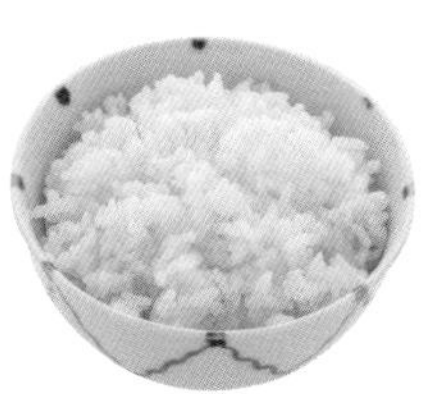

胚芽精米ごはん

エネルギー	251kcal
食物繊維	1.2g

➡0.7gアップ

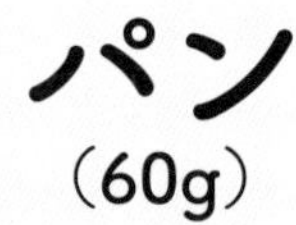

パン
（60g）

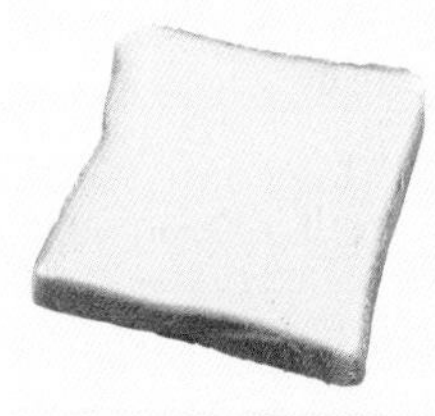

食パン(6枚切り1枚)

エネルギー	156kcal
食物繊維	1.4g

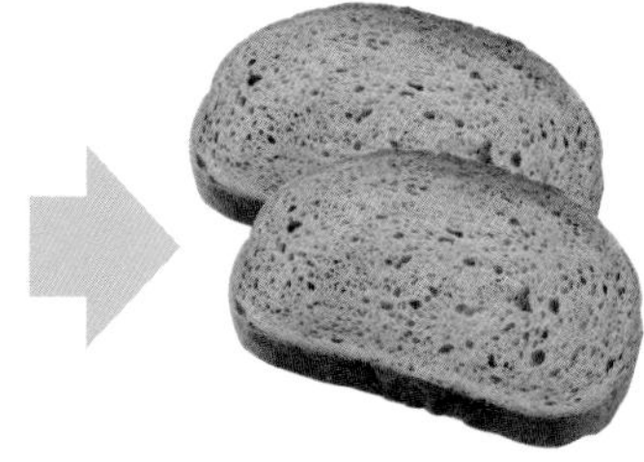

ライ麦パン（2枚）

エネルギー	158kcal
食物繊維	3.4g

➡2.0gアップ

肉は脂質の少ない部位を選ぶ

肉は良質なたんぱく質源なので、筋肉をキープするために適量をとることが大切です。ただし部位によっては、脂質の割合が多くなるため、選び方を工夫しましょう。赤身が多いほど同じ分量でも含まれるたんぱく質が多くなります。鶏肉は、皮に脂質が多く含まれます。

豚肉（30g）

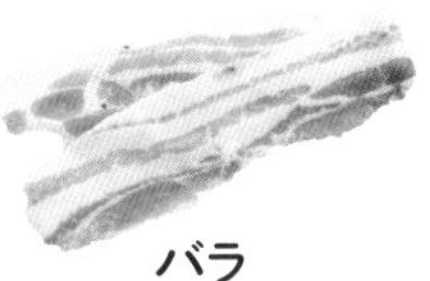
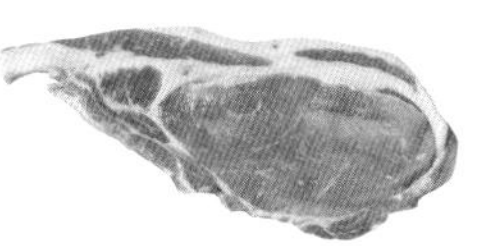

バラ		ロース		もも
エネルギー 119kcal		エネルギー 79kcal		エネルギー 55kcal
脂質 10.6g	>	脂質 5.8g	>	脂質 3.1g
たんぱく質 4.3g	<	たんぱく質 5.8g	<	たんぱく質 6.2g

鶏肉 1枚

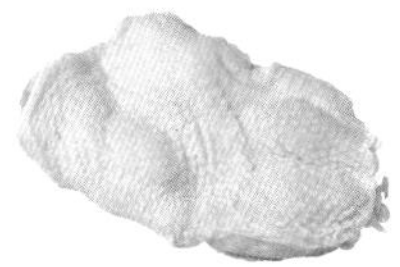
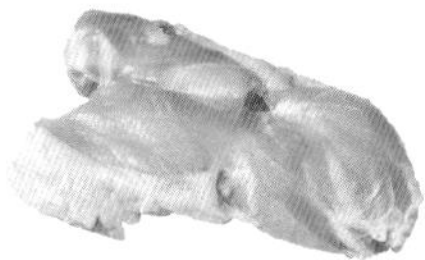
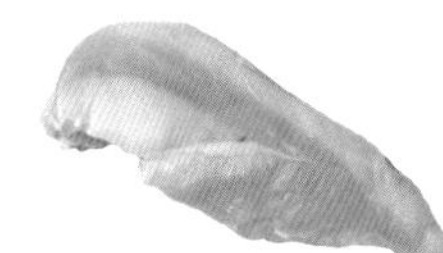

もも皮つき(210g)		もも皮なし (200g)		むね皮なし(200g)
エネルギー 428kcal		エネルギー 254kcal		エネルギー 232kcal
脂質 29.8g	>	脂質 10.0g	>	脂質 3.8g
たんぱく質 34.9g	<	たんぱく質 38.0g	<	たんぱく質 46.6g

Check!

糖質を制限するダイエットに注意！

糖質（炭水化物）制限が根強いブームです。主食を抜くだけで、急速に体重や血糖が低下する手軽さゆえでしょう。「がん細胞は糖質をエネルギー源に増殖するから、糖質制限をすれば再発予防になる」と考える人もいます。

しかし、極端な糖質制限により低血糖状態が続くと、糖をエネルギー源にしている脳に栄養を送ろうと、体は筋肉を分解してエネルギーを補うため、筋肉量が減ってしまいます。がん細胞も同じで、糖が足りなければ、筋肉や脂肪を分解して使うため、再発予防の効果は期待できません。さらに食事の糖質を減らして脂質が増えれば、血液中の脂質が増えて動脈硬化のリスクが高まります。

リンパ浮腫の予防、改善には、体重コントロールと同時に、筋力も維持することが大事です。極端な糖質制限はすぐに体重が減ったとしても、体への負担が大きく危険。糖質も適量とり、バランスのよい食事（68〜69ページ）で行いましょう。

69、74〜75ページ食材写真　撮影／中村淳　松園多聞　堀口隆志　ミノワスタジオ

野菜はまとめて下ごしらえしてストック

「野菜たっぷり」はダイエットメニューの鉄則。それなのに野菜不足のメニューになってしまう最大の原因は、下調理がめんどうだから。そこで夕食作りのついでに、下ごしらえしてストックしておけば、時間のない朝も帰宅の遅い日もパパッと料理にかかれます。

いため物がすぐできる!

カット野菜ストック

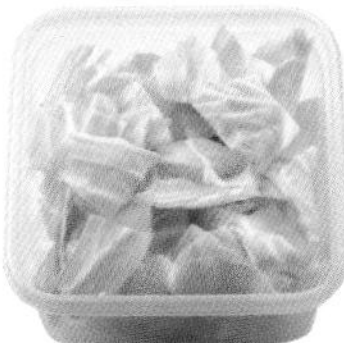
キャベツ(一口大)

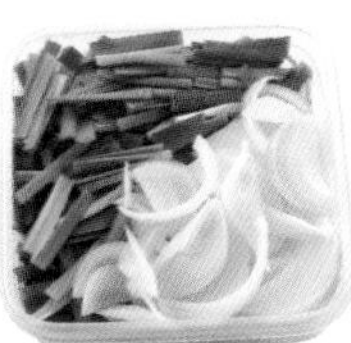
にら(4cm長さ)+
玉ねぎ(薄切り)

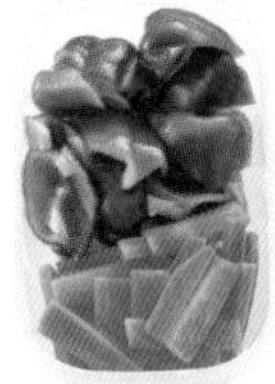
にんじん(短冊切り)+
ピーマン(乱切り)

作り方 いため物によく使う野菜を洗って、水けをきり、皮や種などを除いて使いやすいサイズに切る。

保存 保存容器に入れて、冷蔵で2〜3日ほど保存できる。

使い方 そのまま油を熱したフライパンに入れていため、好みの味で調味する。

いため物がすぐできる!

ゆで野菜ストック

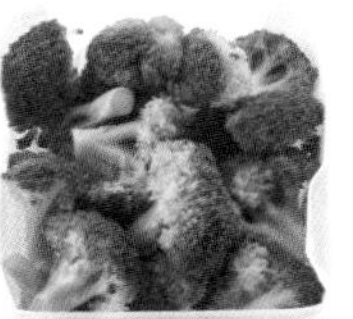
ブロッコリー(小房)

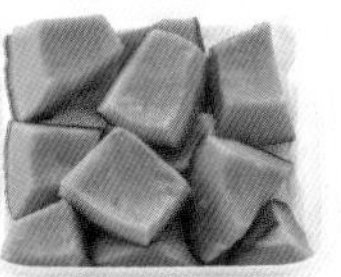
かぼちゃ(一口大)

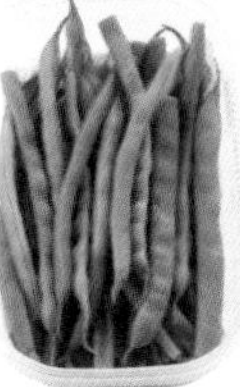
さやいんげん

作り方 野菜を使いやすいサイズに切ってかためにゆで、あら熱をとる。

保存 キッチンペーパーに敷いた保存容器に入れ、冷蔵で2〜3日ほど保存できる。

使い方 肉や魚料理のつけ合わせに。市販のお弁当やお惣菜に足す。

少しずつ使えて便利

冷凍ストック

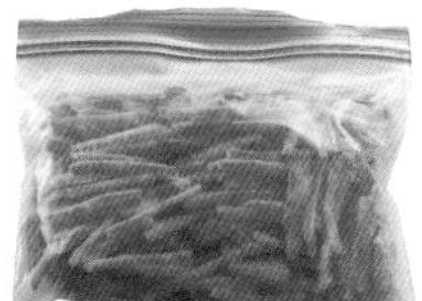
にんじん(せん切り)

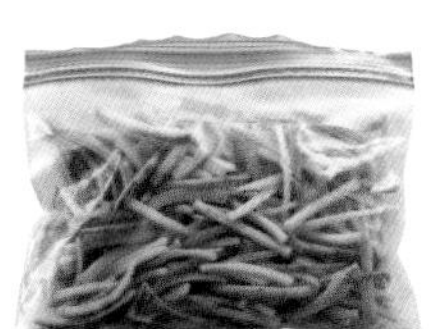
ごぼう(せん切り)

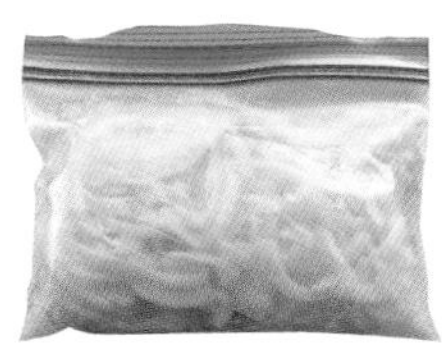
玉ねぎ(薄切り)

作り方 野菜を使いやすいサイズに切る。冷凍後ほぐれやすいように、水けをしっかり切っておく。

保存 冷凍用保存袋に入れて、冷凍で1か月ほど保存できる。

使い方 凍ったまま加熱調理する。繊維が冷凍によりこわれるので、火の通りが早い。

具だくさん野菜スープを作りおく

コンソメ味の
具だくさん野菜スープ

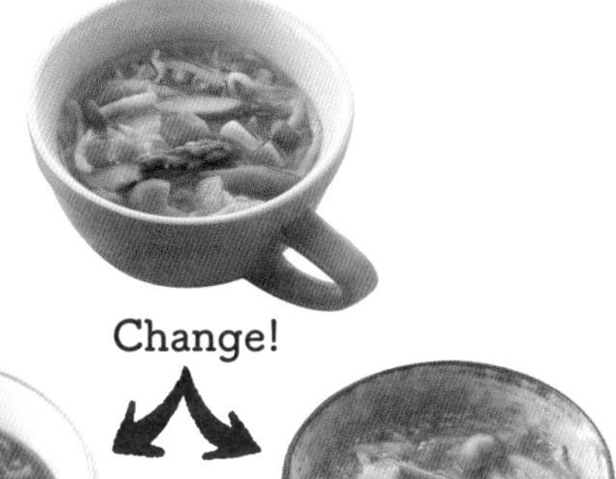

ごま ＋ みそ
ごまみそスープに！

トマトピュレ ＋ カレー粉
トマトカレースープに！

野菜スープはまとめ作りに最適なメニューです。さらに、うす味に作って食べるたびに味つけを変えれば変化がついて飽きません。朝、食欲がない時もスープなら汁けがあってやわらかいので、のどをすっと通ります。

玉ねぎやにんじん、きのこのほか、冷蔵庫に余っている野菜を加えてアレンジを。また、意外にも切り干し大根（もどして使う）も味がしみておいしくおすすめです。

常温ではなく、冷蔵庫で保存して、食べるときは温めましょう。

不足しがちな昼もちょこちょこ野菜をプラス

忙しいと昼ごはんはできるだけ手軽にしたいもの。めん料理や、市販のお弁当は便利ですが、野菜が不足しがちです。きゅうりやプチトマト、レタスなど切るだけの生野菜を常備しておくと、気軽にトッピングできます。ゆでたほうれん草やブロッコリーなどのストックもあると便利です。

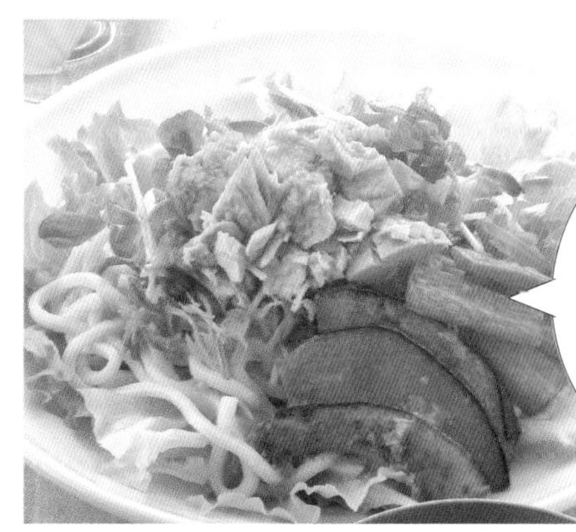

うどんに野菜を添えて
「サラダめん」に。
ごまだれなど
好みのタレをかけて

72～73、76～77、80ページ料理写真　撮影／菅原史子　料理案／渡辺律子　料理作成／金原桜子
参考資料：『聖路加国際病院 乳がん術後の心と体を守るダイエット』(女子栄養大学出版部)

空腹ではないのに食べてしまうのはなぜ？

新しい食材や料理に好奇心を持つのはとてもよいことですが、飛びつく前に、本当に食べたいのか、時間やお金をかけて食べる価値があるのか、考えてみませんか？

食欲を促しているのはストレスが生む「心の空腹感」

また、心の奥に不安や心配、怒りや悲しみなど、正面から向き合いたくない感情がある場合にも、外からの刺激に影響を受けやすくなります。あなたの「ニセの食欲」の正体は、ストレスが生み出す「心の空腹感」ということはありませんか？

多くの場合、ストレスの原因は人間関係です。食べても解決せず、かわりに体脂肪を増やして損をするのは自分。だとしたら趣味など違う方法でストレスを解消したほうが得策です。

ストレスは、心の安定を保ち、食欲をコントロールする神経伝達物質セロトニンの欠乏を招きます。そのために、イライラや鬱（うつ）状態が生じます。

セロトニンが欠乏すると暴走を始めるのが、欲望の推進役ドーパミンです。ドーパミンは甘味と油脂が大好物。スイーツや揚げ物を求めるドーパミンの暴走を止めるには、セロトニンを増やすしかありません。

セロトニンは、朝日とリズミカルな運動が大好物。ストレスを感じたら、朝日を浴びながらウォーキングに出かけましょう。朝食に、セロトニンの原料、トリプトファンを豊富に含むたんぱく質食品をとるのもおすすめです。

「ニセの食欲」にまどわされていませんか？

正しい食べ方がわかっていても、なぜか「つい食べすぎてしまう」ということがあります。これは「ニセの食欲」のしわざかもしれません。特に女性の場合、肥満の原因は「ドカ食い」より、「ちょい食べすぎ」のくり返しということが多いようです。

グルメ情報があふれる昨今。テレビやSNSなどの情報に誘われて生まれる「ニセの食欲」に乗せられていませんか？　「ポチ」のひと押しで届くおとり寄せグルメを前に、食欲全開！　となっていませんか？　つい食べ過ぎてしまう人は、そのような外的刺激に影響を受けやすい傾向があるようです。

食べたくなったら思い出して!

ニセの食欲を止める「魔法の言葉」

数多くのがんサバイバーのダイエットを成功に導いた聖路加国際病院栄養科の松元紀子さん。「ニセの食欲」や「心の空腹感」を止めるために編み出した、患者さんに大評判の名言集です。

あなたは本当に空腹ですか?

空腹でないのに、まわりにつられたり、手持ちぶさただったりして、なんとなく食べていませんか?

それは本当に食べたいものですか?

新商品や期間限定、人気タレントが推奨などの宣伝に乗せられていませんか?

その問題は、食べて解決しますか?

人間関係のトラブルやストレスから食べてしまうことが多いものの、原因は解決せず、体脂肪が残るだけ……。別の解消法を見つけませんか?

こんな時間でなく、明日にしませんか?

夜遅くに、とりわけ甘いものやスナック類をとると体に脂肪が蓄積しやすい。明日の午前中か3時のおやつにしませんか?

今、食べて後悔するよりも、明日、体重が減ってハッピーに

今、欲求を満たすより、少し先に得られる幸せに意識を向けましょう。結果は必ず出ます。

いくら低カロリーでも、たくさん食べれば「ちり積って山となる」です。適量を守りましょう。

いくら低カロリーでも、たくさん食べれば「ちり積って山となる」です。適量を守りましょう。

空腹はチャンス! やっとやせる時間が来たのです!

「おなかが空いた」とすぐに何かつまむのはNG!空腹を感じるのは、食べたものが体の中でちゃんと代謝されている証拠です。食事も間食も決まった時間に。

自己管理できるあなたはすばらしい!

目先の欲求をおさえることができたら、自分をほめてあげましょう。ごほうびは、自分の体に確実に返ってきます。

料理教室から

野菜がとれるアイデアレシピ

キャンサーフィットネス(128ページ)が開催する「がん患者のための簡単お料理教室」から、手軽に野菜がとれる、人気レシピを紹介します。

魚のおかずといっしょに!

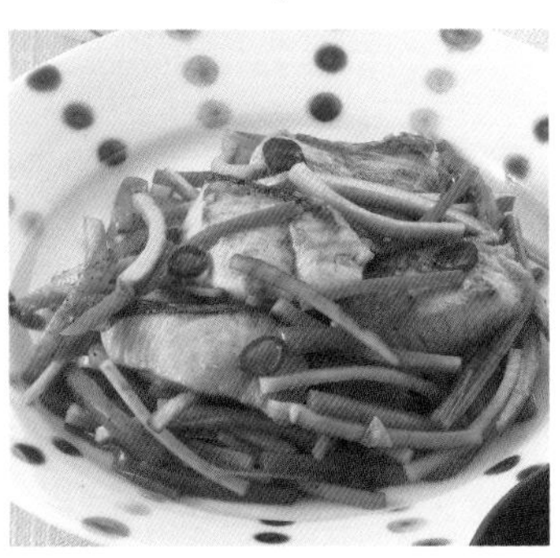

1人分｜213kcal　たんぱく質19.6g
塩分1.8g　食物繊維4.1g

サケとごぼうのきんぴら風 (73ページ)

細切りにしたごぼう、にんじん、こんにゃくと合わせて。
食感の違いを味わいつつ、食物繊維がたっぷりとれます。

●材料(1人分)

生ザケ……80g
塩……少量(0.3g)
酒……小さじ1
ごぼう……40g
にんじん……20g
こんにゃく……50g
ごま油……小さじ1
赤とうがらしの輪切り……少量
A しょうゆ……大さじ1/2
A 砂糖……小さじ1/2
A みりん……小さじ1

作り方

❶サケは一口大に切って塩をふり、酒をからめる。
❷ごぼう、にんじん、こんにゃくは4cm長さの棒状に切る。
❸フライパンにごま油の半量を熱し、サケを両面焼いて中まで火が通ったらとり出す。
❹フライパンの汚れをふきとり、残りのごま油と赤とうがらしを入れて火にかけ、②をいためる。ごぼうに火が通ったら、③のサケを戻し入れ、Aを加えて味をからめる。

1食分の野菜が入ったスープ

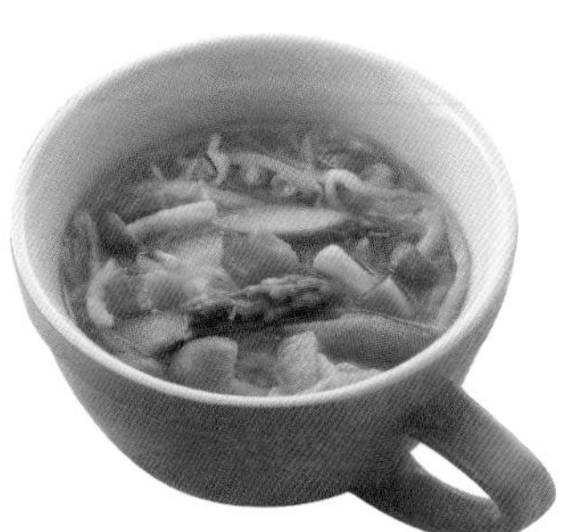

1人分｜109kcal　たんぱく質3.3g
塩分0.9g　食物繊維5.0g

切り干し大根と野菜のスープ (77ページ)

じつはカルシウムも豊富な切り干し大根の、やさしい甘味を生かしたスープ。うす味なので、アレンジ自在です。

材料
(作りやすい分量1人分×5回分)

切り干し大根(もどす)……乾40g
玉ねぎ……100g
にんじん……120g
グリーンアスパラガス・しめじ
　スナップえんどう……各80g
にんにくのみじん切り……大さじ1弱
オリーブ油……大さじ1と1/3
A 水……3カップ
A 顆粒コンソメ……小さじ1
A 塩……小さじ2/5
A こしょう……少量

作り方

❶切り干し大根は水けを絞って3cmくらいに切る。
❷玉ねぎとにんじんは1cm角に切る。アスパラガスは根元を落とし、スナップえんどうは筋を除き、斜めに3cm長さに切る。しめじは小房に分ける。
❸にんにくと油をなべに入れ、弱火にかけ香りが立ったら②を入れて軽くいためる。Aと①を加えて野菜に火が通るまで煮る。塩こしょうで味をととのえる。

日々のスキンケアと生活のくふう

スキンケアは発症前から指導される、必須のセルフケアです。
保湿などにより皮膚のバリア機能を高めます。
生活の中では、リンパ浮腫に負担をかける動作や環境を知っておくことで、
不安になりすぎず、仕事も家事も行うことができます。
なにごとも「無理をしない」がポイントです。

予防のときから大切！

スキンケアは必須の日常ケア

スキンケアの目的は、バリア機能を高めること

スキンケアは、リンパ浮腫の発症・悪化を防ぐためのセルフケアとして、もっとも早くから行うよう指導されます。スキンケアの目的は、皮膚のバリア機能を高めて感染を防ぐことです。

皮膚の表皮はとても薄いものの、強力なバリア機能を持っており、細菌などの異物の侵入を防いでいます。外傷や虫刺されなどの外的な損傷を負っても、免疫機能が働いて修復します。

しかし、リンパ節郭清などによりリンパの流れが滞りがちな腕や脚の皮膚では、バリア機能や免疫機能が低下しがちです。もし細菌が侵入して感染症が起こると重症化しやすく、リンパ浮腫の発症につながることがあります。

皮膚の清潔を保ち、傷や異物を避けるとともに、皮膚のバリア機能を高めるケア（86ページ）を心がけることは、もっともシンプルで、しかも効果的なリンパ浮腫の予防策です。

むくみがあると炎症を起こしやすくなるのはなぜ？

リンパ浮腫が発症すると、皮膚のバリア機能はさらに低下します。

むくみによって表皮が薄く引き伸ばされるため、ちょっとした刺激にも損傷しやすい状態になります。バリア機能を担う表皮細胞の密度が粗くなるので皮膚が乾燥し、異物が侵入しやすくなります。

健康な皮膚なら、細菌などの異物が侵入しても、リンパ液に運ばれてリンパ節に流し込まれて排除されます。しかし、リンパの流れが滞っていると、異物が排除されないままとどまり、そこで炎症を引き起こしてしまいます。

表皮の下には、皮膚に弾力を与えているコラーゲンや弾性線維、体温を保つ皮下脂肪などがあります。むくみがいつまでも続くと、それらの細胞が線維化して硬くなります。そこに感染症が加わるとさらに線維化が進み、脂肪の沈着も加わるため、リンパ浮腫が一気に重症化します。

特にリンパ浮腫を悪化させる大きなリスクとなるのは、表皮の下のほうで炎症が起こる蜂窩織炎（127ページ）です。その予防も、毎日のスキンケアを確実に行うことがいちばんです。

自分の皮膚を観察しよう

スキンケアもまずは、自分の皮膚をよく観察することが基本です。
もっとも注意したいのは乾燥しているかどうかです。皮膚のバリア機能の低下は、保水力の低下から始まるからです。リンパ浮腫の初期症状が起こりやすい場所と乾燥しやすい場所は重なるので、合わせてチェックしましょう。

乾燥しやすい部位はリンパ浮腫が生じやすい場所と重なっている！

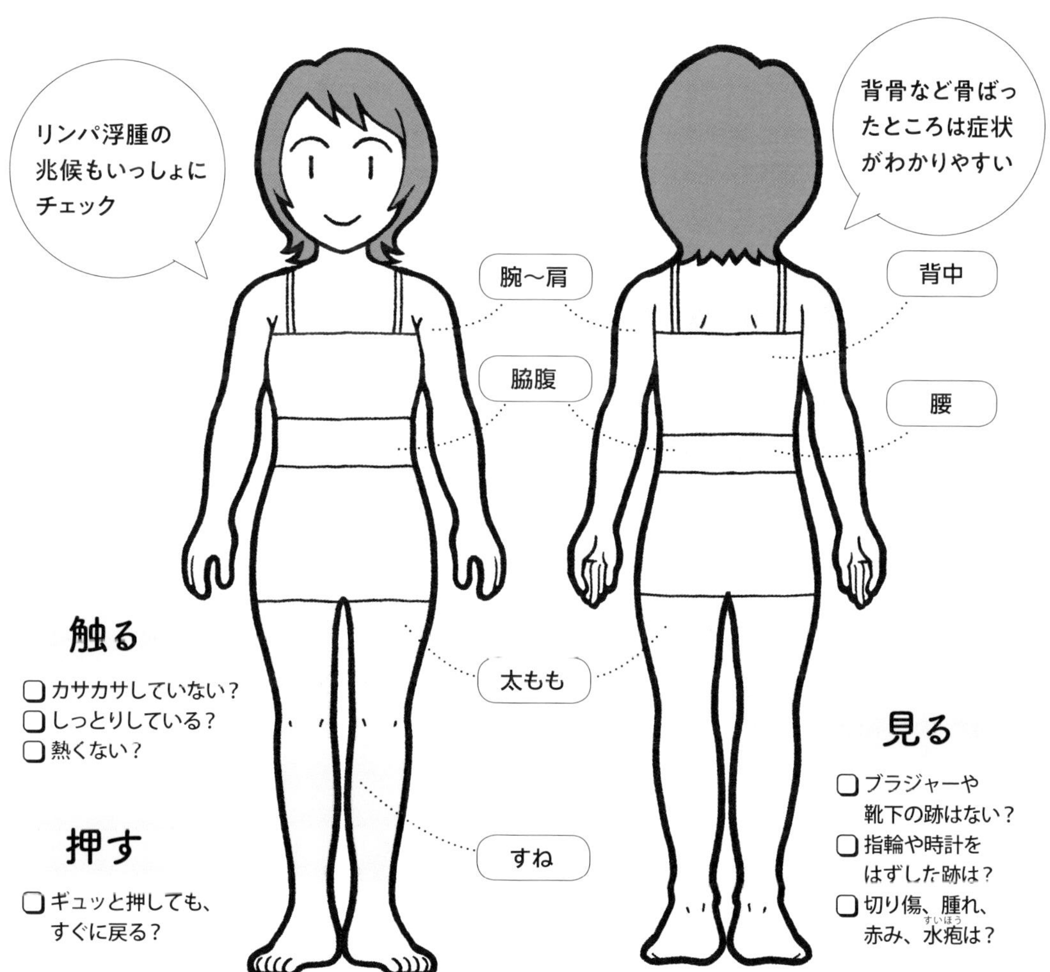

触る

- ❏ カサカサしていない？
- ❏ しっとりしている？
- ❏ 熱くない？

押す

- ❏ ギュッと押しても、すぐに戻る？

見る

- ❏ ブラジャーや靴下の跡はない？
- ❏ 指輪や時計をはずした跡は？
- ❏ 切り傷、腫れ、赤み、水疱（すいほう）は？

参考資料／医療法人あかね会大町土谷クリニック院長 高橋直子：スキンケアと保湿剤の塗り方、2017 マルホ株式会社より一部改変

スキンケアの基本は「清潔」「保湿」「保護」

顔と同じように、体の皮膚もていねいにケアしましょう。皮膚のバリア機能がアップします。

皮膚を清潔に保つ 洗い方

きめ細かな泡は汚れを浮き上がらせる。洗浄剤は十分に泡立てる
最後は、石けん成分が体に残らないよう、ぬるま湯を何回も流してすすぐ
泡の上から手のひらか、やわらかいタオルで包むように洗う

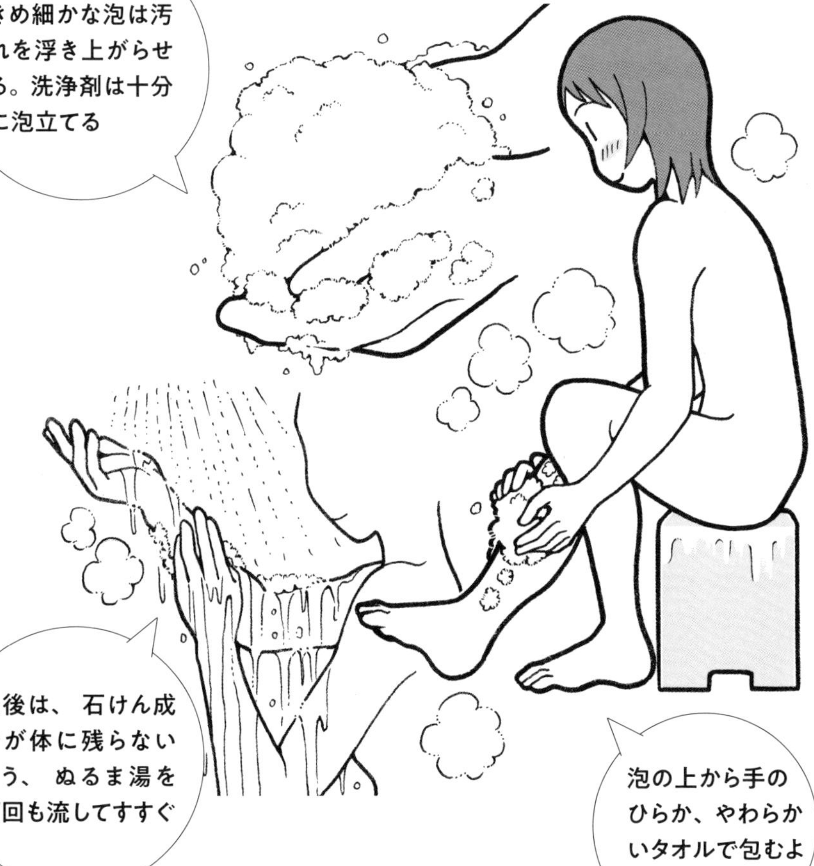

こすらず泡でやさしく包むように洗う

ナイロンタオル、スポンジなどでこすると、その摩擦で表皮のバリア機能が破綻し、乾燥が助長されてしまいます。洗浄剤を十分に泡立てて、手のひら、またはやわらかいタオルで泡を皮膚に乗せて転がすようにしてやさしく洗います。

なお、皮膚の傷などがある場合は、洗浄剤を避けてぬるま湯で汚れを流すだけにします。

最後は洗浄剤が残らないように丹念にすすぎ、やわらかい素材のタオルやガーゼを皮膚に乗せて水分を吸いとるようにしてふきます。

手足の指の間、わきの下、外性器など、空気に触れにくいところは細菌が繁殖しやすいので、忘れずに毎日洗いましょう。

Check!

弱酸性の洗浄剤がベスト

洗浄剤は石けんなど、アルカリ性のほうが洗浄力は優れています。しかし、石けんを乾燥傾向の皮膚に使うと、皮脂によるバリア機能がきかないために、使用後に皮膚表面が弱酸性に戻りにくくなり、刺激になって乾燥をさらに悪化させる心配があります。できるだけ、皮膚と同じ弱酸性の洗浄剤を選ぶほうが安心です。

界面活性剤もセラミドなど角質細胞間脂質を変化させる作用があります。「セラミドを守る」「うるおいを守る」などと表示された低刺激性のものを選びましょう。香料や色素など、添加物をできるだけ少なくしていることも大切な条件です。

低刺激のものを選ぶポイント

- ❑ 皮膚の表面のpH 5.5〜7.0に近い弱酸性
- ❑ 界面活性剤が低刺激性である
- ❑ 色素、香料、アルコールなどの添加物をできるだけ少なくしている
- ❑ 保湿成分を配合するなど脱脂力がコントロールされている
- ❑ すすぎ落ちが早い

汗はこまめにふこう

汗を放置してあせもができると、かきこわして感染症を招くことも。むくみが起きている腕や脚は汗をかきやすいので要注意。汗をかいたらやわらかい素材のガーゼやタオルなどを乗せて皮膚を押すようにして吸いとるようにふきます。こすりとるのはNGです。

圧迫療法中の清潔ケア

夏に限らず、圧迫療法を行いながら運動すると、汗をかいて不快になることがあるでしょう。不快感が強く続いたり、かゆみが出たりしたら、弾性着衣をはずして汗をふきましょう。弾性包帯の場合も、症状が強ければ、いったんはずして汗をふくほうが安全です。なお、弾性着衣は毎日、洗ってとりかえましょう。汗や皮脂のついた弾性着衣を皮膚に密着させておくと、皮膚トラブルが起こらないとも限りません。

角質層のバリア機能を補う
保湿のポイント

保湿剤をこまめに、惜しみなく、がベストケア

皮膚が乾燥したからといって水をいっぱい飲んでも、皮膚は潤いません。皮膚の乾燥は、角質細胞間脂質や天然保湿因子（NMF）、水分の蒸発を防ぐ皮脂の不足によるものです（左ページ）。

これらの成分を作り出すのは角質層の細胞ですが、むくみや炎症などでストレスを受けると、細胞の代謝が速まって粗製乱造（そせいらんぞう）になるため、細胞間脂質や天然保湿因子の分泌量が激減。皮脂の分泌も減るために、水分の蒸発を防ぐ皮脂膜の再形成が遅くなります。

乾燥した皮膚を修復するには、皮脂や天然保湿因子（ＭＮＦ）、角質細胞間脂質などを配合した保湿剤をこまめに補充することです（左ページ）。毎日塗り続けることで、角質層だけでなく、その下の表皮全体にも効果が及ぶと報告されています。丹念なケアは皮膚の健康をとり戻す底力になるのです。

健康な皮膚は
角質層が異物の侵入
を防ぎ、皮膚からの
水分の蒸発を防ぐ

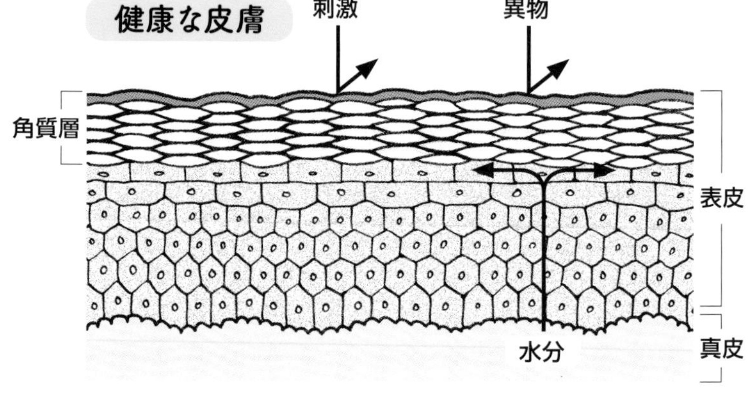

乾燥すると
角質層が
隙間だらけになり
バリア機能が
低下する!

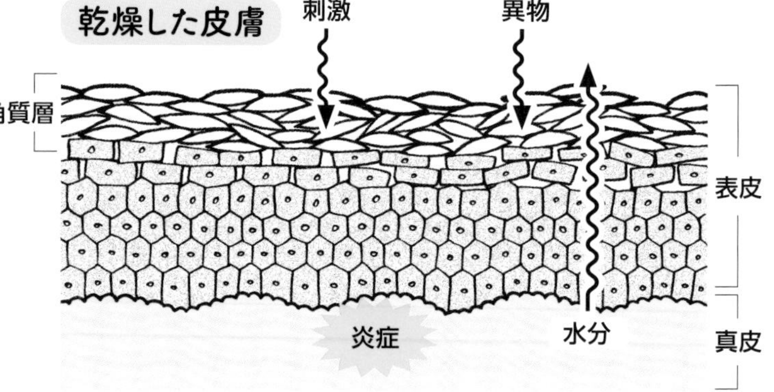

角質層の成分と働き

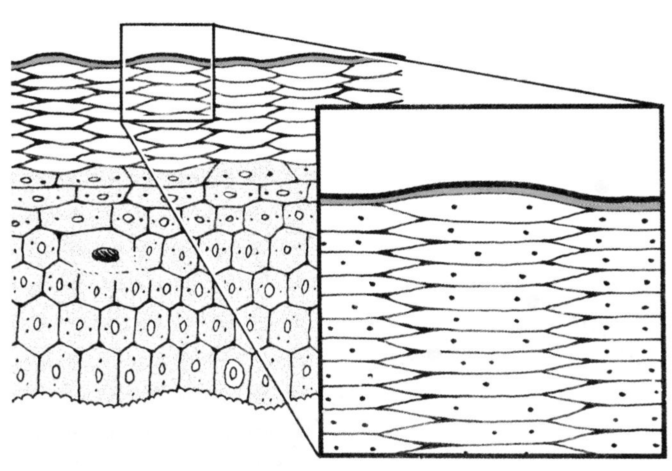

皮脂膜

水分の蒸発を防ぐ。皮脂腺から分泌される皮脂と汗などの水分が混じって形成される。

角質細胞間脂質

真皮から角質表面への水分移動をコントロールする。セラミド、コレステロール、脂肪酸から生成される。

天然保湿因子（NMF）

角質にあって水分を引きつけ、離さない。成分はアミノ酸、尿素、乳酸塩など。

Check!

保湿剤の選び方

保湿剤を選ぶ基準は、「今の自分の皮膚の状態にいちばん合うもの」「皮膚がしっとりした状態に保てるもの」です。添加物やアルコール成分は少ないほうがよいですが、保湿成分に細かくこだわらなくてもだいじょうぶです。

ただ、乾燥しやすい冬は「角質細胞間脂質成分を増強」+「皮脂にかわる白色ワセリン」など複数の保湿剤を組み合わせる、汗ばみやすい夏は「セラミドの働きを補うもの」のみにするなど、その時々の自分の皮膚の状態に応じて選びましょう。

Check!

圧迫療法中の保湿は?

保湿製品には、軟膏やクリーム、乳液、化粧水、オイルタイプがあります。

軟膏やクリームは保湿効果が高いものの、弾性着衣に直接触れると生地の劣化を早めます。弾性着衣をつけるときは、乳液か化粧水にし、入浴後、就寝前は軟膏やクリームにするなど使い分けると安心です。

一方、弾性包帯を巻く前は、軟膏やクリームを塗ってしっかり保湿をしましょう。一番下が綿素材の包帯なので、保湿成分が生地を傷める心配がなく、洗い替えも容易です。

皮膚を刺激・異物から守る
保護のポイント

傷つけやすい場面を確認しましょう

日常生活には、腕や脚を傷つけてしまいそうな場面はたくさんあります。どんな場面があるかは、リンパ浮腫が起こる可能性のある部位によっても異なります。自分の要注意場面を想定しましょう。

想定した場面で、注意しても防ぐのがむずかしいことは、方法を変えたりやめたりと、回避する方法を見つけましょう。万が一、傷つけたときの応急処置も知っておくと安心です。

Save こうして守る!

庭仕事は?

ガーデニングや家庭菜園は、虫刺され、日焼け、すり傷や切り傷などの危険もあります。長袖、長ズボン、手袋、帽子、虫よけスプレー、日焼け止めクリームは必需品です。

家の中では?

炊事や掃除中は、手荒れ、切り傷を防ぐためにゴム手袋をつけましょう。
足のけが予防に、裸足はできるだけ避けて、靴下かスリッパをはくようにします。

外で歩く時は?

靴ずれに注意しましょう。足のサイズに合った靴を選び、リスクの高いヒール靴はできれば避けましょう。

むだ毛処理は?

除毛クリームはかぶれて炎症を起こすことがあるので、おすすめできません。カミソリは皮膚を傷つけることがあるので避けます。電気シェーバーのほうがまだ安全ですが、十分に注意して最低限の範囲で使い、使用後は保湿ケアをしっかりしましょう。

SOS 応急処置

虫に刺されたら

水で洗い流し、かゆみ止めを塗るか、氷で冷やしてかゆみをおさえましょう。かくと炎症を招きやすいので、絶対にかかないようにします。

切り傷・すり傷には

水で洗い流すか、消毒します。外出時には消毒薬を持ち歩くと安心です。炎症や腫れがひどくなければ様子をみましょう。なお、傷を保護するために絆創膏を貼(は)ると、はがすときに皮膚を傷つける恐れがあります。ガーゼを当てて包帯でおさえます。

参考資料:「病棟・外来から始めるリンパ浮腫予防指導」増島麻里子編著(医学書院)

Check!

「点滴」「注射」「採血」はだいじょうぶ？

皮膚を傷つけるという意味で、採血や注射、点滴を不安に思う人もいるかもしれません。これまでの研究では、手術した側の腕での点滴による化学療法は、リンパ浮腫のリスクになるものの、通常の点滴、注射、採血では影響がないとされています※。

ただ、まだ十分に解明されていないので点滴、注射、採血を受けるときは、リンパ浮腫が起きる可能性のある腕や脚であることを、医師に伝えましょう。

※「リンパ浮腫診療ガイドライン2018年版」（日本リンパ浮腫学会編）

Check!

「赤み」「水疱（すいほう）」「じくじく」などがあったら皮膚科へ！

リンパ浮腫に伴う皮膚トラブルで最も怖いのは蜂窩織炎（ほうかしきえん）です。蜂窩織炎は細菌感染によって生じます。感染のきっかけは外傷や虫刺されなどもあげられますが、特に注意したいのは以下の皮膚トラブルです。

以下のような皮膚トラブルがあったら、洗剤や保湿剤は、細菌感染を悪化させる可能性があるので使うのをやめます。汚れをぬるま湯で流すだけにして、主治医や皮膚科を受診しましょう。

要注意の症状と考えられる疾患

足裏のかゆみ、皮むけ、水疱、爪が白く厚くなる → 白癬（はくせん）（水虫）

むくんでいる箇所に水疱がある → リンパ水疱

むくんでいる箇所から液体がにじむ → リンパ漏（ろう）

創口がふさがらず液体がにじむ…… → 皮膚潰瘍（かいよう）

むくんでいる箇所に赤み、腫れ、痛み、熱感、発熱 → 丹毒（たんどく）、蜂窩織炎

それぞれの解説は
127ページ

生活の中で注意することは？

日常生活の中で、リンパの流れを妨げそうな生活習慣や動作があれば、できるだけ改善しましょう。

こうして防ぐ！

体をしめつけない、同じ姿勢を長時間続けないことがポイント

座りっぱなし・立ちっぱなし

座っても立っても、同じ姿勢を長時間続けると、血行もリンパの流れも悪くなり、むくみやすくなります。

正座はできるだけ避けましょう。横座りも避け、床に座るなら脚を伸ばして投げ出すようにします。

椅子に座る場合は、机の下に台などを置いて脚を伸ばして置くとよいでしょう。オフィスなどでできない場合は、ときどき立ち上がって歩きまわったり、首の運動や肩まわしや股関節のストレッチをするなどして(50〜53ページ)、リンパの循環を促します。

立ちっぱなしのときは、ときどきかかとの上げ下げやひざの屈伸をして、血行とリンパの流れを促しましょう。

長時間の手作業

腕がむくみやすくなるので、ときどき休憩しましょう。そのときは、腕を垂らすのではなく、テーブルなどに置いて、できるだけ心臓の高さに近づけて、血液やリンパの循環を促します。

きつい衣服・装身具など

補整下着はもちろん避けますが、普通の下着も、体に跡がつくようならきつすぎます。靴下のくい込みも注意しましょう。

上肢の場合は、指輪やバングル、時計など、はずしたときに跡が残るようなものは避けましょう。

おすすめ!

睡眠はむくみ改善の絶好のチャンス

睡眠不足はリンパ浮腫のリスクです

リンパは、体の末端から心臓に戻ってくるので、脚も腕も心臓より下にある時間が長くなると流れが滞り、脚などはむくみやすくなります。

睡眠中、体を横にするとリンパは心臓に戻りやすくなるため、朝はむくみが軽減されます。日中もときどき横になるようにすると、悪化を防ぐことができます。

横になるときは、図のように、上肢リンパ浮腫なら腕、下肢リンパ浮腫なら脚を心臓より少し高い位置に保てるようにすると、より効果的です。

下肢リンパ浮腫の場合

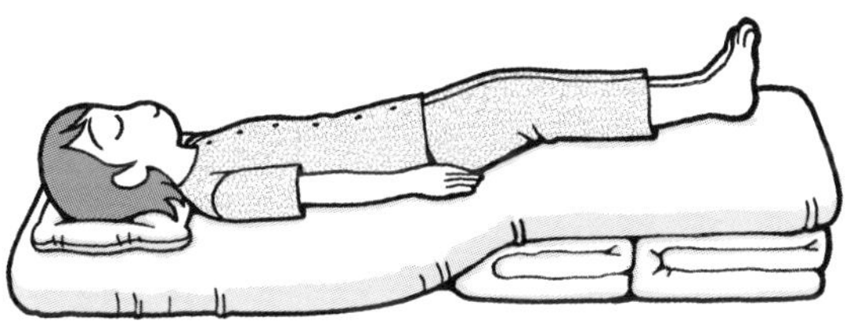

仰向けに寝て、お尻の下から足先までクッションなどを重ねた上に両脚をのせ、足先が10㎝高さくらいになるようにする

お尻が沈んだり股関節が曲がらないよう、お尻の下から傾斜をつけて上げる

上肢リンパ浮腫の場合

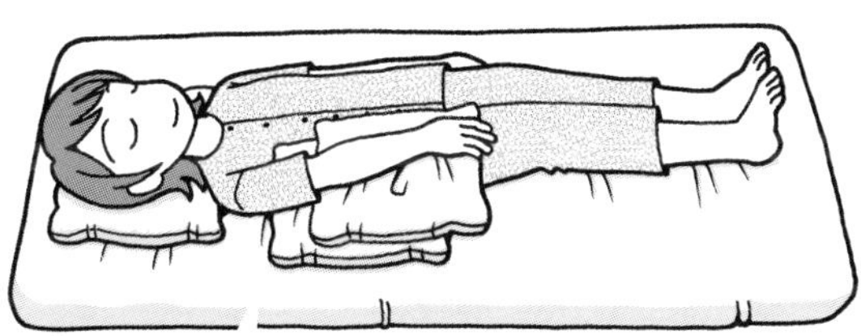

腕のつけ根から手先まで、徐々に高くなるように傾斜をつける

仰向けに寝て、治療側の腕の下にクッションなどを置いて、腕のつけ根から手先までを、心臓より少し高い位置に置く

Check!

「旅行」「温泉」「日焼け」はだいじょうぶ?

旅行を安心して楽しむために、注意したいことをまとめました。

旅行

気圧の低い上空に長時間いる空旅は、リンパ浮腫の発症を招くと危惧されましたが、その後の研究で問題ないことがわかっています※。

注意したいのは、空旅に限らず、列車やバス旅でも、長時間の座りっぱなしです。発症後なら弾性着衣をつけ、ときどき手足を動かして(90ページ)リンパの循環を促しましょう。

温泉・サウナ・日焼け

十分な根拠はありませんが、暑い日の運動、日焼け、高温地帯への旅行はリンパ浮腫に悪い影響を与える可能性があります。

体を温め過ぎると、リンパ液が過剰に増える可能性があります。サウナ、熱い風呂や長湯にも注意しましょう。

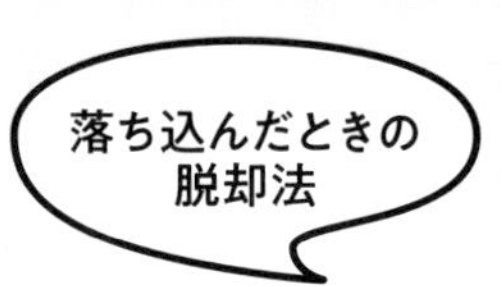

ネガティブ思考を吹き飛ばそう

お話／保坂サイコオンコロジー・クリニック院長　**保坂隆**

「やる気」をそいでいるのは「ネクラ」な脳のしわざ？

リンパ浮腫をコントロールするためのセルフケアを知っても、なんだかやる気にならない……という方もいるかもしれません。

リンパ浮腫を発症した乳がんサバイバーを対象に行った調査によると、ストレスが多い人ほど、勧められたセルフケアを行っていなかった、という結果が報告されています。

調査結果によると、ストレスを感じている人は、がんにリンパ浮腫が加わったことで、不安が増し、絶望感や恐怖など、ネガティブな思いにとらわれていることがうかがえます。

こうしたネガティブな思いにとらわれたままでは、人は、新しいことに関心が向きません。なぜなら「脳は一つのことしか考えられない」不器用な臓器だからです。

しかも、脳は「ネクラ」です。なぜなら、脳の仕事は、過去に関しては、後悔のネタを探し続け、未来に関しては、心配や不安のタネを探すことだからです。

だから、脳は、後悔や心配や不安のタネを見つけると、堂々巡りを延々と繰り返します。でも、堂々巡りをいくら繰り返しても、問題は解決しません。落ち込んだままセルフケアをしなかったために、リンパ浮腫の状態が悪い方向に向かってしまうかもしれません。

ネガティブ思考から脱出する3つの方法

脳の堂々巡りから脱出しましょう。脱出法その1は、**料理でも趣味でも遊びでもいい、何かに夢中になる**ことです。脱出できるのは夢中になっている間だけですが、うまく気分転換ができれば、次の夢中になれることを見つけようと「やる気スイッチ」が点灯します。

2つ目は、**毎日、課題を見つけて取り組む**方法です。脳が、過去や未来に思いをめぐらせる暇を与えないようにするのです。リンパ浮腫のセルフケアを、その課題にできれば大成功です。

3つ目の脱出法は、**自分の悩みを書き出す**方法です。毎日、一言でもいいから書いてみましょう。何日目かに、「あ、また同じことを心配している……」と、「ネクラ」で「堂々巡り」をしている脳の「しわざ」に気づくでしょう。

そうして脳を、自分から切り離して客観的にながめてみましょう。脳は、あなた自身ではないのです。脳も臓器の一つにすぎません。脳の「しわざ」に巻き込まれて立ち止まらずに、「今」を生きる自分が、「今」考え、「今」やらなければならないことを始めましょう。課題は山積しているはずです。

リンパ浮腫
について
悩んでしまう…

これらは 脳が堂々巡り している状態

ときどき落ち込んで
不安になる

悪化することへの
不安や恐れ

治らないと思うと
絶望的な気持ちになる

がんになった上に
リンパ浮腫になり、憂鬱（ゆううつ）

リンパ浮腫が
いつ発症するか不安

脳の「堂々巡り」から 脱出 する方法

何かに夢中になろう

その間だけでも
「堂々巡り」から脱出できる

「今ここ」を生きよう

過去や未来に思いを
めぐらせる暇がなくなる

気持ちを書き出してみよう

脳から自分を切り離して
客観的にながめることができる

コツは
脳を客観的に
見ること！

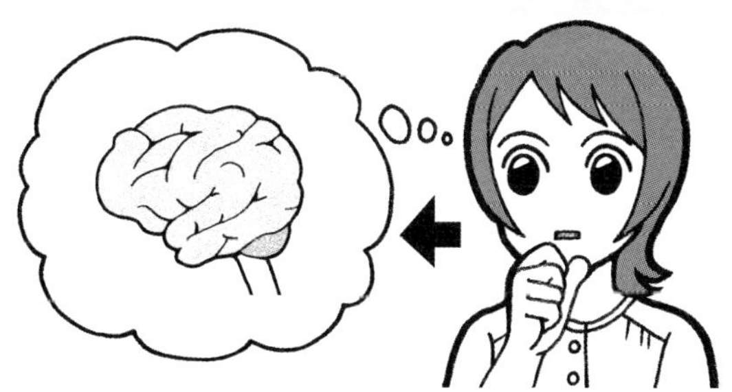

「今ここ」を生きるための

「健全思考」のすすめ

脳の「堂々巡り」から脱出しても、がんとリンパ浮腫のリスクを抱えている現実は変わりません。でも、「だから不安・心配」ではなく、「今は元気だし、リンパ浮腫は改善できる」と考えるのが「健全思考」です。

ネガティブ思考の逆はポジティブ思考ですが、論理性がないのはどちらも同じ。「健全思考」は、事実に基づいて論理的に考えます。そうすればおのずから「今」できること、やるべきことが見えてきます。

ネガティブ思考	ポジティブ思考	健全思考
私は2年以内にがんで死ぬかもしれない	私は2年後にはきっと、がんが消えて元気になる	私は2年以内にがんで死ぬとは限らないし、健康をとり戻すことは可能だ
リンパ浮腫が発症したら、がんが再発するかもしれない	私にリンパ浮腫が起こることはない	リンパ浮腫が発症したとしても、がんの再発とは関係がない
リンパ浮腫は一生、治らないから絶望的	リンパ浮腫になっても、きっと私の場合は軽いはず	リンパ浮腫になっても、軽くする方法がいろいろあるから勉強しよう

これを目指そう！

運動は、ネガティブ思考を吹き飛ばす効果大！

落ち込んだときの気分転換は、好きなことに夢中になることですが、中でも効果が高いのは、体を動かすこと。運動です。うつ状態の人を対象にした研究で、有酸素運動により抗うつ薬と同等の効果があることが実証されています。運動の種類は、有酸素運動でも筋トレでもよく、不眠症の改善や認知症の予防効果も認められています。
脳の「堂々巡り」に気づいたら、50ページを開いて、さあ動きましょう！

→ 好きな運動を見つけてみよう！　50〜63ページ

セルフケアが習慣になる!

ワークシート&ダイアリー

ここまで大事なセルフケアについて紹介してきましたが、
「たくさんあって大変」と感じているかもしれません。
そこで、自分が続けられる方法が見つかる
ワークシート&ダイアリーを用意しました。 書き込むだけで、
あなたの生活や体調、気持ちに合う方法が見えてきます。

*「キャンサーフィットネス」では、これらのシート&ダイアリーを使ったワークショップを、定期的に行っています。
興味のある方はぜひ問い合わせてみてください(129ページ)。
*131〜135ページにコピー用のシートがあります。

3つのシート&ダイアリーで、セルフケアが習慣になる!

書き出してみることで自分の課題がはっきりする

ここまで、リンパ浮腫を予防するため、あるいは改善するためのセルフケアを紹介してきました。どれも大切なケアです。がんの手術を受けた病院やリンパ浮腫の診断を受けた医療機関でも、基本的には同じ内容で推奨されたり指導されたりします。

とはいえ、「こんなにたくさん毎日やり続けるのは無理……」と感じているかもしれません。あるいは、やり始めたけれど、忙しくて時間がとれないなど、足踏み状態、という人もいるかもしれません。

生活習慣に新しい要素を加えるのは確かに簡単ではありません。そこで、自分のペースで少しずつ実行できるよう、ワークシートを用意しました。

シートに書き込むことで、あなた自身が何をやればよいかが見えてきます。また、戸惑ったり立ち止まったりしている原因も見えてきます。

そうすれば、一般論ではなく、自分の課題として、セルフケアに向き合う用意が、無理なく整います。

「できない」原因と対策を考えておくのがポイント

ワークシートは左ページに紹介したSTEP1~3の3枚と、全体を把握できるセルフケアダイアリーの1枚です。

STEP1でまず、自分のこれまでのセルフケアと向き合ってみましょう。

STEP2は、STEP1でやろうとした目標ができなくなるという状況を予測し、対策を立てるプロセスです。どんな支障が生じるかをあらかじめ考え、それに対する対策まで練っておけば、実際にやってみてできなかったときに、用意した対策ですぐに対応できます。しかも、予測通りなのですから、「できなかった」と自分を責めて落ち込まずにすみます。

STEP3は、あなたの「やりたい」を助けてくれるサポーター探しです。

こうして始める新たなセルフケアライフを、体調とともにダイアリーに記録しましょう。最高の励みになります。

それでもなお、うまくいかなかったときの「お助け術」も紹介しています(106ページ)。いかがでしょうか? とりあえず、始めてみませんか?

セルフケアを応援する
ワークシート＆ダイアリー

STEP 1 やりたいセルフケアを書き出して目標を設定しよう

あなたがすでにやっているケア・これからやりたいと考えているケアを「運動」「圧迫療法」「食事」「スキンケア」「その他」ごとに書き出しましょう。そこから特に必要と思うものを5～10個選びます。

STEP 2 妨げになることを予測して対策を考えておく

セルフケアを実行しようとするときに、障害になりそうなことを予測してみましょう。それに対してどんな対策ができるか、具体的な対策も考えておきます。

STEP 3 ケアを続けるために必要なサポートを確保しよう

セルフケアを続けていくために、必要なサポートを想定し、協力を得られる人やサービスをリストアップしましょう。

DIARY セルフケアダイアリーをつけよう！

やろうと決めたセルフケアが実行できているかどうかを、体重や体調管理とともに記録するダイアリーです。１週間分が1枚の表で見渡せるので、自分の状況がわかります。

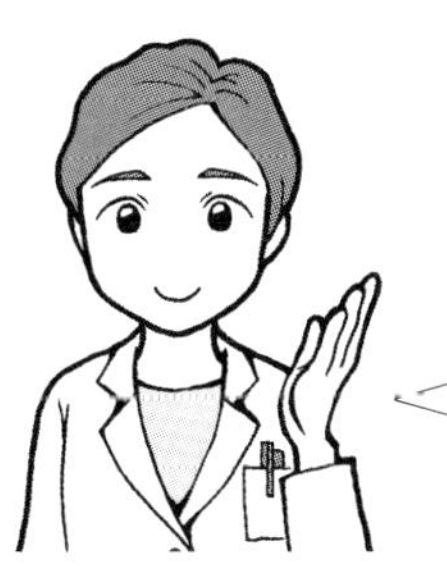

あなたに合う
セルフケアのやり方が
見えてきますよ

STEP 1

やりたいセルフケアを書き出して目標を設定しよう

まず、必要なセルフケアを書き出してみる

ここまで本書を読んできて、あなたはこれからどんなセルフケアを始めたいと思いましたか？　思いつくものを左の表に項目ごとに書き込んでみてください。また、すでにリンパ浮腫で、セルフケアを行っている方は、これまでとり組んできたケアを左の列に記入してください。まずは整理して見える化しましょう。

行動目標のたて方にもコツがあります。下の3点を意識することで成功しやすくなります。

行動目標のたて方 3つのコツ

① **食事や運動など、テーマごとに分けて書く。** ➡ケア全体のバランスがわかります。

② **抽象的ではなく具体的に書く。** ➡必要な時間や手間がわかります。

例）ストレッチ&筋トレをする → テレビを見るときは、30分、ストレッチと筋トレをする。

例）食事に注意する → 野菜を毎食1皿以上食べる。

③ **実現できる程度の目標にする。**

➡いきなり高い目標を設定すると長続きしません。
運動などは体調を崩す恐れもあります。今より少しがんばればできる内容にしましょう。

例）1日1万歩を目指す → まずは1日7000歩を目指す

例）大好きな甘いものをやめる → 甘いものは16時以降には食べない

始める優先順位をつける

書き出した項目から、優先度が高いもの5～10個に◯をつけましょう。

一度に全部、とり組もうとすると失敗します。特に必要と思うもので、かつ自分がすぐにとり組めそうなものから選びます。主治医の指示や、本書で学んだことなどを参考に選んでみましょう。

まずは1か月とり組み、選んだ目標が習慣化できたら、新たに新しい目標をプラスします。もし習慣化できていなかったら、目標に無理がないかなど見直し、ブラッシュアップしましょう。

私のやりたいセルフケア(行動目標)

※特に優先して行うもの5〜10個を選び、○をつけましょう。

	やってみたいこと	すでにとり組んでいること
運動	例)1時間に1回は体を動かす	
圧迫療法	例)運動をするときもスリーブをつける	
食事	例)夜9時以降はできるだけ食べない	
スキンケア	例)ムダ毛の処理をやめる	
その他		

ヒント **たとえばこんな行動目標** 実際に患者さんから上がった一例です。考える時の参考にしてみてください。

運動
・休日の外出は車でなく自転車にする
・1日7000歩を目指す
・テレビを見るときは30分ストレッチと筋トレをする

スキンケア
・毎日、入浴して皮膚の観察をし、保湿剤でケアをする
・食器を洗うときはゴム手袋をはめる
・家の中でスリッパをはく

食事
・体重を毎朝量る
・甘いものは16時以降、食べない
・野菜を毎食1皿以上、食べる
・食べたものをスマホで撮る

圧迫療法
・自分に合うスリーブを探す
・日中はスリーブを着ける
・夜は夜用スリーブを着ける

その他
・睡眠は7時間以上とる
・疲れたら、無理せず休む

妨げになることを予測して対策を考えておく

目標が決まったら、次は、その妨げになると思われることの対策を考えます。

これまで、セルフケアを始めたものの、予定通りにできなかった、という経験はありませんか？

仕事が忙しくて帰りが遅くなった、家族の用事に時間をとられた、友人の誘いを断れなかった……。自分の意思だけでは解決できないアクシデントで実現できないことはありませんか？

これから始めるセルフケアについても、想定される障壁を具体的に書き出してみましょう。そしてそれぞれの対策も具体的に考えます。このとき対策が理想論にならないように注意。無理せずできそうなことで考えます。

さらに、この作業で、自分が実行するイメージを描くことで、「どのタイミングでやるか考えていなかった」など、自分の行動目標の不十分なところも見えてきます。

「めんどうだなあ」と感じるかもしれませんが、この試行錯誤のプロセスはとても大事です。特にこれまでセルフケアが続かなかった人は、習慣化のカギともいえますので、ぜひ試してみてください。

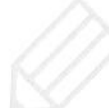

あなたの行動を妨げるものは？

妨げになること		考えられる対策
例)仕事が忙しくなると夕食が21時を過ぎてしまう	➡	例) 遅くなる日は夕方、おにぎりを食べ、遅い夕食はおかずのみに
	➡	
	➡	
	➡	
	➡	
	➡	

ヒント　どんな対策が考えられる？

実際に患者さんから上がった一例です。考える時の参考にしてみてください。

妨げになること	考えられる対策
仕事が遅くなると 夕食が21時を過ぎる	遅くなりそうな日は夕方、おにぎりを1個食べ、 遅い夕食はご飯抜きにする
仕事に熱中すると 半日近くすわりっぱなしになる	1時間おきにアラームが鳴るようスマホに設定して、 立ち上がる
運動プランを立てても、 いざとなるとやる気にならない	・運動しないとどうなるか、運動すると どんないいことがあるかを考える ・1、2、3と気合を入れて、とりあえず3分だけやって みる。楽しくなって続くかもしれない
運動したいけれど、 すぐに疲れて続かない	・運動のレベルを下げる。 家のなかで足踏みするだけでもよしとする ・途中でやめても自分を責めない。 きょうはダメでも明日はがんばろうと前向きに考える
時間がない日は つい加工食品を買ってしまい、 エネルギーオーバーになる	・余裕のある日に料理を作りおく ・短時間でできるなべ物、汁物、いため物などの材料を 冷蔵庫に用意しておく ・コンビニの低カロリーメニューを利用する

●対策は具体的に、無理せずできるものがおすすめ。
●できれば複数考えておくと、より対応しやすい。

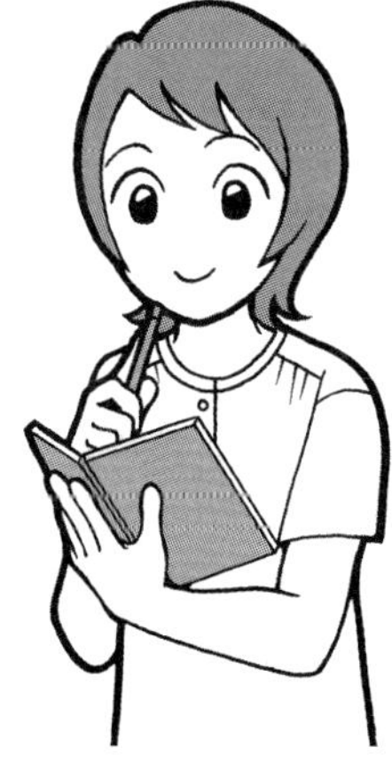

STEP 3

ケアを続けるために必要なサポートを確保しよう

あなたのセルフケアプランの目標を妨げることの中に、誰かに手伝ってもらうことができれば、続行できるかもしれない、ということがありませんか？　たとえば、子育て、家族の介護などは、手伝ってくれる人がいれば時間の余裕が生まれます。

そこで、誰に、どんなことを頼めるか、ほしい支援が得られる方法を具体的に書き出してみましょう。

助けてくれるのは、家族や友人知人だけではありません。患者同士の交流会など、お互いに情報を交換できるグループや組織に悩みを相談して知恵を出してもらう、介護サービスや家事代行など、有料サービスを活用するという選択肢もあります。

サポートには、悩みを相談したり励ましてもらったりする「心のサポート」と、実際に家事や介護、育児などを手伝ってもらう「手段的サポート」があります。新しい治療法やスリーブとかスキンケア商品などの情報を教えてもらうのも、「手段的サポート」です。

今、必要なのはどちらだろうかと考えてみると、サポーターを見つけやすくなります。

あなたがほしいサポートは？

どんな支援が必要？		考えられるサポーターは？
例）仕事が忙しいときに家事をやってもらいたい	➡	例）夫
	➡	
	➡	
	➡	
	➡	
	➡	

ヒント　どんなサポートが考えられる？

実際に患者さんから上がった一例です。考える時の参考にしてみてください。

どんな支援が必要？	考えられるサポーターは？
親の介護から解放される時間がほしい	デイサービスまたは訪問介護
体調が悪いときに、家事を手伝ってほしい	夫、母親 家事代行サービス
ウォーキングをいっしょにやってほしい	友人、夫、子ども、患者仲間
効果的な運動を知りたい	主治医、本、患者団体、 オンラインサロン「Hello!」（129ページ）
弾性着衣の選び方やケアを教えてほしい	理学療法士、看護師、 弾性着衣の販売店のスタッフ
落ち込んだときに励ましてほしい	友人、夫、患者仲間など、 臨床心理士によるカウンセリング

「自分にごほうび！」も、りっぱなサポート

セルフケアに対する意欲が湧(わ)かない、やる気がうせたといったときに、周囲の人に頼るのは苦手、自分で何とかしたい、という方もいるかもしれません。

そんな人は自分の中の応援団を動員しましょう。叱咤激励して問題を乗り越えて、プランの目標を達成したら、自分に「ごほうび」をプレゼントするのです。

「ごほうび」は、禁断のスイーツや外食、ほしかった何かを買う、運動しない日を設ける、など、自分の許容範囲で少しハメをはずしてもいいかもしれません。何といっても、セルフケアはほぼ一生の仕事。息切れしないよう、ときどきリズムをくずしたり、ボーナスを支給して気分を盛り上げたり、変化をつけることも必要です。

「ごほうび」は、最後に一個とは限らず、いくつかの区切りごとに設定してもOK。自分の行動パターンを観察しながら、「ごほうび」を適切に設定して乗り越えられるようになれば、あなたはもうセルフケアのエキスパートです。

セルフケアダイアリーをつけよう

3つのSTEPで行動目標が決まったら、いよいよ実践です。ぜひ、セルフケアの状況をダイアリーに記録しながら行ってみてください。

ダイアリーには、日々の体調とともに、STEP1で決めたセルフケアを、実行したかどうかを記録します。つまり「セルフモニタリング」です。

最初は、記録すること自体がめんどうだと感じるかもしれませんが、自分を客観的に見るためにたいへん効果があります。たとえば、医師から「無理しない範囲で」と言われても具体的にわかりにくいものですが、記録してみると見えてきます。セルフケアによって、体調や浮腫の症状が左右されることもわかってきます。

まずは1週間でよいので、つけてみましょう。新しい習慣が身につくには3か月が目安とされています。可能なら3か月間、ダイアリーを記録してみましょう。簡単でかまいません。継続するモチベーションとなるはずです。

ダイアリーの書き方は左ページに、自由に記入できる「セルフダイアリーシート」は131〜135ページにあります。

「セルフケアダイアリーシート」は
プリントアウトすることもできます。
QRコードを読み込み、サイト内にアップされた
PDFデータをご利用ください

記録のポイント

1 体重は、変化が一目でわかる折れ線グラフに

体重管理は、セルフケアのかなめです。変化が一目でわかるよう、折れ線グラフにして記入しましょう。もし、体重よりも、運動不足のほうが課題という方は、毎日の歩数を折れ線グラフで記録するのもおすすめです。

2 記入は、アバウトでもOK！

このダイアリーで最も重要なのは、続けることです。記録が苦手な人や、忙しい日は○△×で大まかな評価を記入するだけでもOKです。継続して記録して変化を見ることが優先です。毎日記録するのが理想ですが、書けなかった日も気にせず、翌日書こう、くらいの気持ちでまずは気楽に行ってください。

3 見えるところに貼(は)っておこう

ダイアリーはできたら、リビングの壁などによく目につくところに貼っておきましょう。記録忘れを防げます。また、同居する家族もあなたのセルフケアの状況がわかるため、サポートを頼みやすくなります。

減量する場合は「ダイエットダイアリー」もおすすめです

主治医から指示されて減量する必要がある人は、一度、正確な食事記録をつけてみるのもおすすめです。食べたものをすべて記入し、大まかなカロリーを記入すると同時に、4つの食品群からまんべんなくとれているかチェックします。

なお、本書の姉妹本『乳がん術後の心と体を守るダイエット』（女子栄養大学出版部）では、食事記録に便利な「ダイエットダイアリー」をくわしく掲載しています。

記入例

天候 天気や温度などによって、リンパ浮腫の症状が左右されたり、ウォーキングなどができないことがあるため

体調・気分 リンパ浮腫の状態、全体的な体の調子(快調、疲労感があるなど)、精神的な状況(元気、ストレスが多い)を記入します

便通 便通があれば○、なければ×、便秘や下痢などトラブルには△など、自分のルールを作って記入しましょう

記録が得意な人は正確に記入

記録は苦手な人は簡単に記入

日付(月/日)	9月 5日		9月 7日
天候	曇り→晴れ		
体調	調子がいい	○	
便通	○	○	
睡眠時間	6時間	△	
体重(kg)	朝 55.7 夜 56.5	朝 55.5 夜 56.3	朝 夜
体脂肪(%)	23	23	
体重の変化 (57.0)kg (56.5)kg (56.0)kg ★(55.5)kg (55.0)kg (54.5)kg (54.0)kg			
浮腫(cm)	上腕 26	±0	
歩数(7000歩)	6400	△	
運動 ・テレビを見ながらストレッチ&筋トレ	30分	○	
運動 ・仕事中1時間に1回動く	△		
圧迫 ・日中スリーブをつける	○		
圧迫 ・運動中もスリーブをつける	○		
食事 ・21時すぎは食べない	○		
食事 ・甘いものは16時まで	×	○	
食事 ・野菜を毎食1皿食べる	朝○ 昼× 夕○	朝○ 昼△ 夕○	
スキンケア ・入浴後、かならず保温剤を塗る	○		
その他			

睡眠時間 目標とする時間を決めて、○△×で記入します。または、時間を書き込むとより正確です

体重 1日1回〜2回体重を量り、記入しましょう

体脂肪 計測できる機器があれば、体脂肪も記録しましょう。筋肉量の増減を示す目安になります

体重グラフ 体重の変化が一目でわかるよう、折れ線グラフにして記入しましょう

★初日の体重の小数点第1位を四捨五入した数値を記入(55.7なら55.5)。0.5kg単位で上下に目盛りを記入します。体重が変化したら、翌週は目盛りの数値を適宜変更します

浮腫 リンパ浮腫が起こりやすい部位の周径を計測して記入します。毎日ではなくても、3日に1度や、1週間に1度でもOKです

歩数 1日の大まかな活動量の目安になります

運動 どんな種類の運動をしたかも記入します。行ったかどうかを○×で記入します。もし可能なら、運動した時間(分)を記入するとより正確な目安になります

圧迫 具体的な目標を記入して○△×を記入しましょう

食事 具体的な目標を記入して○△×を記入しましょう

スキンケア 具体的な目標を記入して○△×を記入しましょう

その他 上記以外のセルフケアの目標のチェック表に。または、気がついたことをメモしても

なぜか続かないときの「タイプ別」解決法！

セルフケアができない人の3大原因とは？

さて、実際にセルフケアを始めてみていかがでしたか？　対策やサポートを考えたおかげで、うまくいった！という人もいれば、なぜかうまくいかなかったという人もいるでしょう。

でも、うまくいかなかったからといって落ち込むことはありません。実際の「リンパ浮腫患者スクール」でも、同じように行動目標を立てて、セルフケアを始めた人の1か月の成果は、「できた」人と、「できなかった」人の割合はほぼ半々でした。

できなかった人の原因を分析すると、次のような3つの原因に大きく分けられることがわかりました。

> ①**「時間がない」タイプ**
> 例・仕事で忙しくて時間がなく、疲れもあって、できなかった
>
> ②**「目標が高すぎた」タイプ**
> 例・ジョギングをしたらひざが痛くなってやめた
>
> ③**「やる気になれない」タイプ**
> 例・目標を立てても、いざとなるとやる気が出ない

あなたの場合も、これらのタイプのどれかに当てはまりませんか？

ここでは3つのタイプ別に、効果的な対策を紹介します。これらの解決法は、セルフケアだけでなく、仕事や家庭生活など、あらゆる場面で役立ちます。「セルフケアが順調」という人も、ぜひ一読してみてください。

できなくても「ポジティブ」でいることが継続の秘訣（ひけつ）

やろうと計画をしていても、不可抗力で思いどおりにいかなかったり、疲れがたまってできなかったりすることもあります。そんなときに、「やっぱり無理だ」と落ち込んでいても何も変わりません。

気持ちを切りかえて前向きに考えることで、続ける努力をしようというエネルギーが生まれてきます。

そのためには、「ここまではできた」という小さな成果があったら、自分をほめてあげることも大切です。

また、不可抗力でできなかった場合は、今回はしかたがなかった、次はだいじょうぶ、明日はできると割り切って気にしないことです。

「やること」の優先順位をつけよう！

やらなければならないことが山ほどあって、セルフケアのための時間がとれない。そんなあなたは、自分にとって本当に大切なことを改めて考え、優先順位をつけて選んでいきましょう。

具体的には、1日の行動をふり返り、15分以上行った行動を、すべて書き出し、自分にとって価値の高い順に4つにランクづけしていきます。

リストアップした中に、「セルフケア」はいくつ入っていましたか？

「セルフケア」の入る余地がない場合は、ほかの行動と折り合いをつける必要があります。重要度の低い行動をセルフケアと交換できないか、あるいは同時にできないかと考えてみましょう。

自分にとっての優先順位を整理することで、本当に自分に必要なことができる時間の使い方が見えてきます。

1 1日の行動の優先順位を考えよう

㋐ ある1日に15分以上かけて行った行動を書き出す。
＊朝から順に時間軸に沿って書き出すのがコツ

㋑ それぞれの行動の自分にとっての重要度を以下の4つのレベルに分けて右欄に記入する。

1 とても重要
2 重要
3 普通
4 そこまで重要ではない

2 「セルフケア」との折り合いを考える

㋒「セルフケア」に○をつける。

㋓「セルフケア」と交換、または同時にできる行動があれば変更案を記入する。

セルフケアの時間を見つけよう

㋐1日に15分以上行った行動	㋑重要度（1〜4）	㋒セルフケアには○ ㋓セルフケアに変更、または同時に行う行動
例）洗顔後、お化粧をする	2	お化粧後、腕をチェックして保湿剤を塗る

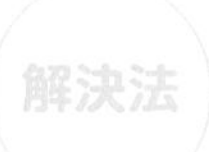

短期目標と長期目標を設定しよう

計画したことを継続できない理由の一つに、高すぎる目標設定があります。運動経験があまりないのに、いきなりジョギングに挑戦したり、1か月で5kg減量しようと食事制限をしたり。

そこで、行動目標を「長期目標」と「短期目標」に分けて設定しましょう。

STEP1で設定したものの実行できなかった行動目標は長期的に達成したい目標として棚上げにします。かわりに今すぐにでもできそうなことを短期目標にするのです。

短期目標を日々、確実に行っていけば、セルフケアを継続する自信がつき、運動であれば体力も向上。やがて、大きな目標もクリアできるようになります。毎日の小さな積み重ねが大きな成果につながります。

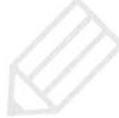

目標を今すぐできる内容に変える

達成できなかった目標(長期目標)	今すぐできそうな目標(短期目標)
例)週に3回以上、3kmジョギングする	週に3回以上、1km歩く

目標は生活習慣と組み合わせると忘れない!

「これをしよう」と思ってもつい忘れてしまう、後回しにしているうちに1日が終わってしまう。そんな行動目標は、毎日、生活の中でかならず行う習慣と組み合わせましょう。

運動メニューは一つずつ分けるのがポイントです。たとえば、「歯みがきをしながら下肢の筋トレをする」「洗濯機がまわっている間には上肢の筋トレをする」というように、「生活習慣+運動」を具体的に組み合わせます。

このようにすでにルーティン化した行動と組み合わせれば、日課にしやすくなります。

「やる気になれない」タイプ

解決法 前向き発想で乗り越える

いろいろな理由から、やろうと決めたセルフケアができない状況になることは誰にでもあります。がんの治療のこともあり、おっくうになってしまいがちです。

でも、そのたびに、「あ、またダメ」「自分にはできない……」と、否定的にとらえていると、次は頑張ろうという意欲がしぼんでしまいます。

あなたの「やる気」を押しつぶしているのは、いわば自らが生み出した自己否定や自信喪失感です。そんなネガティブ発想を、ポジティブな発想に書き換えましょう。

下記の「前向き発想のトレーニング」にゲーム感覚で取り組んでみてください。「そんなことをしてもムダ」と思うかもしれませんが、書きはじめてみると、「こんな考え方もできるかも」「こんな風に思ってもいいのかも」と、自分でも思いがけない新鮮な見方や発想が生まれてくるものです。そんな発想から、セルフケアを継続するための工夫や対策も発見できるでしょう。他の問題に直面したときも、違う発想ができるようになるかもしれません。

前向き発想のトレーニング

うまく行かないとき	前向き発想
例)今日はストレスが多くて気が重い	運動するとストレス解消になるというし、気分を変えるために、少しだけやってみよう
例)やることがたくさんあって忙しい	仕事の合間に、少し体を動かしてリフレッシュしよう
例)見たいテレビがあるから、セルフケアの時間がない	テレビを見ながらストレッチをしよう(または、スキンケアをしよう)

ほかの人の成功談を聞いてパワーをもらおう!

ポジティブ発想の源は、成功体験です。他人の成功体験も聞くだけで力になります。

リンパ浮腫の勉強会や患者同士の交流会があったら、ぜひ参加してみましょう。セルフケアの実践的な工夫や取り組み方を聞くことができます。

参考までに、「リンパ浮腫患者スクール」で苦手な運動にとり組んだ患者さんの声を紹介します。

- 「運動をするようになったら、リンパの流れがよくなってきたと感じる」
- 「ウォーキングをやったら、気持ちがよかった!」
- 「運動できた、という達成感で仕事もはかどる」
- 「運動するために時間管理がうまくなった」

だるさに効く!

「キャンサーフィットネス」のリンパケアエクササイズ

がんサバイバーの広瀬さんが代表をつとめる「キャンサーフィットネス」考案、リンパ浮腫ケアのエクササイズです。「気持ちいい!」「だるさがラクになる!」と患者さんから大好評の運動を集めました。

手指や手首がむくみやすいときに

手首と指のエクササイズ

「指の折り曲げ」や「きつねの手」の動きは腕全体のリンパの流れを促してくれます。上肢の運動のスタートにもおすすめです。

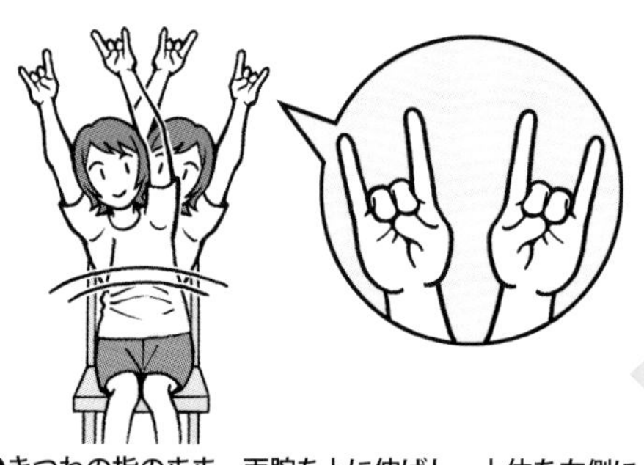

❸きつねの指のまま、両腕を上に伸ばし、上体を右側に倒す。体を正面に戻しながら腕を曲げてゆるめ、左側も同様に倒してくり返す。体側のストレッチと共に手指から腕の筋ポンプ運動になる。すわって行ってもよい

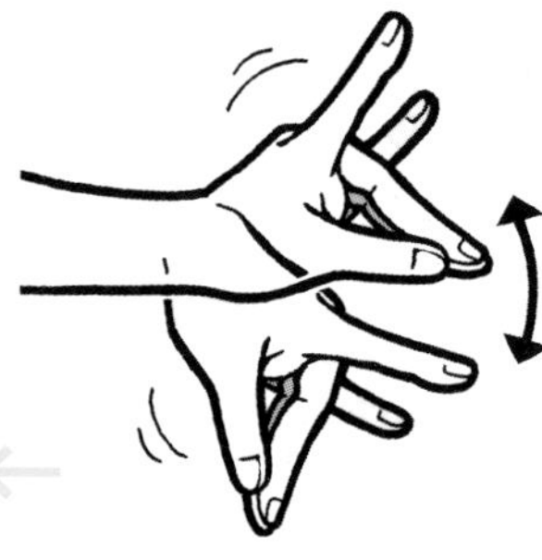

❷左右の人差し指と小指を立ててほかの指を曲げ、きつねを作り、腕を伸ばして手首の屈伸をする

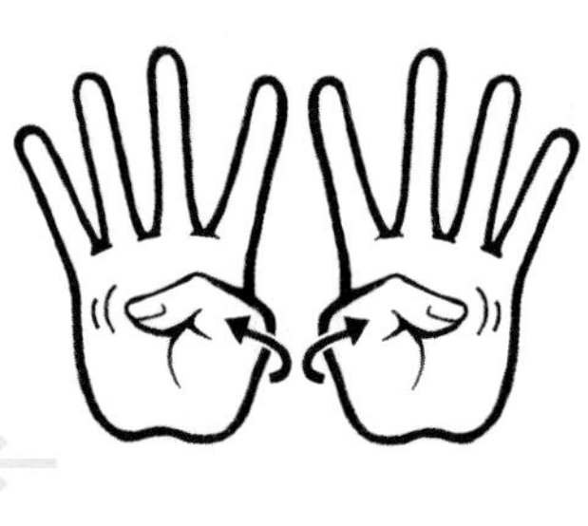

❶両手を開いて指を伸ばし、それぞれ親指から小指まで順に指を曲げる

わきの下から二の腕がすっきり

腕と背中のエクササイズ

特に、乳がん術後にこわばりやすいわきの下から背中にかけての筋肉を動かす運動です。二の腕のむくみ予防にもおすすめ。

視線は斜め下に

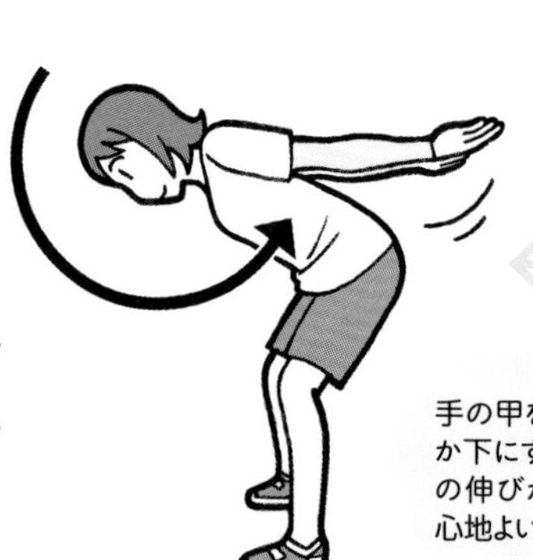

❷姿勢はそのまま、両腕を背中のうしろにゆっくり押し出す。腕の筋肉の収縮を感じたら2秒キープ。力をゆるめながら❶に戻す

★❶と❷をくり返す

手の甲を上にするか下にするかで腕の伸びが変わる。心地よいほうで!

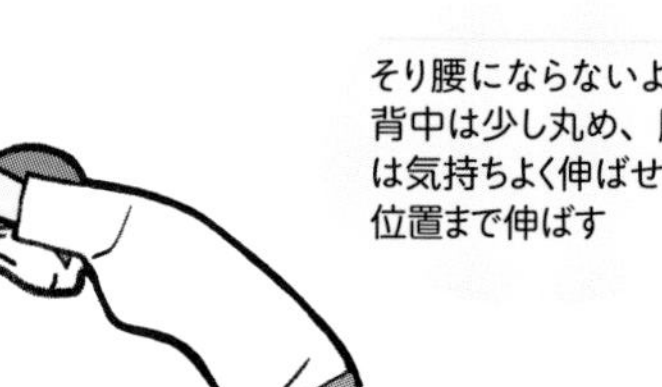

そり腰にならないよう背中は少し丸め、腕は気持ちよく伸ばせる位置まで伸ばす

❶脚を肩幅に開いて立ち、ひざを軽く曲げて上体を少し前傾し、両腕を前方に(指先まで)ピンと伸ばす

疲れていてもラクにできる
あお向けエクササイズ

脚と腕を同時に動かしてリンパの流れを促します。寝ながらできるので、疲れているときや下肢の筋力が低下ぎみのときもラクにでき、下肢のだるさを軽減してくれます。

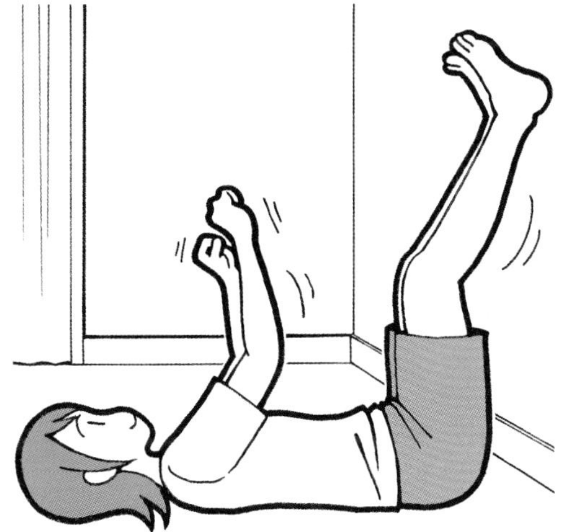

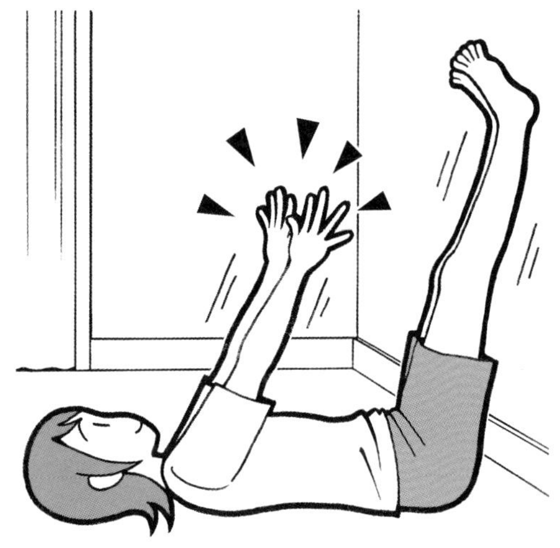

❶壁から30㎝くらいのところにお尻を置いて脚を壁に立てかけ、あお向けになる。かかとを壁につけたまま脚をつま先までピンと伸ばし、同時に手の指をパーにして伸ばし（足の指もパーに広げるとGood！）、2秒キープする

❷全身の力をゆるめてかかとを壁に置いたままひざを曲げて足先の力も抜き、手も軽く丸めてリラックスする

★❶と❷をくり返す

脚のだるさがスッキリ解消！
脚のエクササイズ

腰をうしろに落とすスクワットと違い、ひざを屈伸するだけなので、足首に負担がかかりません。ひざを動かすことで脚全体の筋ポンプ運動になります。

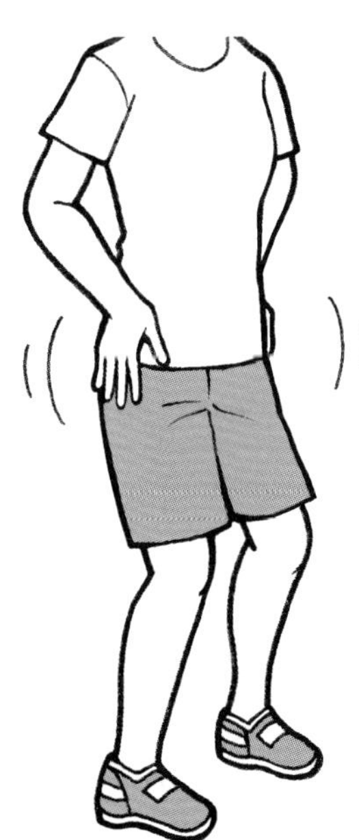

脚を肩幅に開いて足先を前に向けて立ち、上体はリラックスし、すねを床に向けるようにしてひざの曲げ伸ばしをする

ひざを曲げるときに足指に体重を乗せる

もっと動きたいときにアレンジメニュー

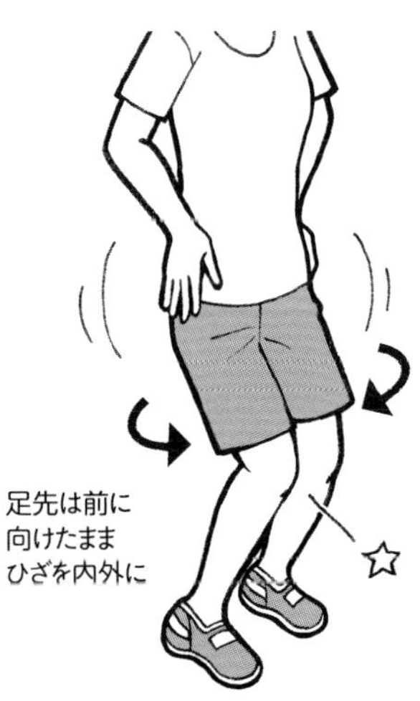

足先は前に向けたままひざを内外に

ひざを曲げるときに、内側、外側へと方向を変えながら曲げることで、刺激される筋肉が増えて、さらに筋ポンプ運動の効果が上がります。慣れてきたら、ひざを、前、内側、外側と、リズミカルに動かしてみましょう。

❶内側に向けてひざを曲げながら両足のひざをチョンとつけ、ひざを伸ばす

❷ひざを曲げながらひざを少し外側に開き、ひと呼吸おいてひざを伸ばす

★❶、❷、❸を順番にくり返す

・術後で腕や脚を動かしにくい方は、無理をせずに少しずつ行ってください。 回数は、物足りないくらいのところでやめましょう。

患者スクール座談会から③

運動はどうしたら続けられる？

リンパの流れを促すために身につけたい運動習慣。
ときには失敗しながらたどり着いた結論は、「もの足りないところでやめる！」でした。

※座談会の記録を基に、再構成して紹介しています。

楽に続ける工夫

仕事中、座りっぱなしで、帰りは脚がパンパンに。勤務中に立ち歩くと、さぼっていると思われるので、座りながら足首の上げ下げをします。

雨の日は散歩に出られないので、家の中でバランスボールを使ってストレッチしたり、筋トレしたりしています。意外に動けるものです。

床ふきをするときに、ぞうきんを両足の下に1枚ずつ敷いてすべりながら進むと、内ももの筋トレに最高です。

何もやる気がしない日は、部屋に飾る花を買いに行くとか、本屋に行って読みたい本を探すとか、何かしら楽しい用事を作って散歩に出ます。

はりきりすぎて……

水泳が好きなので、ついやりすぎてしまい、プールから出るとぐったり。主治医に、疲れすぎも蜂窩織炎の引き金になると注意されました。

運動は軽いと効かないと思ってがんばってやったらやりすぎたらしく、貧血になってしまいました。栄養をとることも大事だと悟りました。

山歩きが大好きなので、術後、体力を戻そうとがんばって、1日1万歩、歩いたら翌日、つらくてダウン。少しずつやるべきだと反省しました。

上肢リンパ浮腫だから自転車は問題ないと思っていたら、急な坂道を力いっぱい漕いで上ったところ、腕がパンパンに！　意外な盲点でした。

自分の「ちょうどいい」を見つけるコツ

「スリーブをつけているから」と過信して、やりすぎると、あとでつらくなるので、「ここらへんでやめておこう」ということを念頭に置きながら、運動するようにしています。

ウォーキングをしながら、何千歩までならだいじょうぶ、何千歩を超えると疲れるし痛くなるなど、「自分なりの物差し」を作ろうと、目下、計測しながらやっています。

運動をしすぎて「やばい！」と思ったらすぐに肩回しなどをして筋肉をほぐします。寝る前には、脱力して休息するヨガのポーズをして全身をゆるめます。

・運動は自分の体調と相談しながら、もの足りないくらいのところでやめましょう。

PART6

セルフケアが深まる！

リンパ浮腫の基礎知識

「なぜリンパ浮腫になるのか？」「そもそもリンパって何？」
このような基本を知ると、セルフケアの意義がより深く理解できます。
また、診断、治療の基本を知っておくと、
信頼できる医療機関や、主治医を見つけることにもつながります。
知識はあなたの力になります。

リンパは体を守る免疫機能のひとつ

リンパ液は血液から水分と老廃物や病原体も回収する

リンパ液は血液とともに全身を循環しています。（図1）。

リンパ管の起点は、血液が動脈から静脈へと切りかわる毛細血管の網の中に伸びている毛細リンパ管です。

リンパ液のもとは細胞間液です。毛細血管の動脈からは酸素や栄養、血漿の一部が漏れ出ます。これが細胞のすき間にある組織間液です。ここには、細胞から排出された二酸化炭素や老廃物、病原体なども浮かんでいます。

組織間液中の血漿の90％は静脈系の毛細血管に戻ります。残り10％の血漿を回収するのが毛細リンパ管です。

リンパ管の壁は静脈壁より薄いため、分子の大きなたんぱく質、細胞から出たがん細胞、ウイルスや細菌などの病原体などの異物も回収します。

リンパ管は合流しながら体の深部をめぐる

毛細リンパ管は表皮の下、真皮から始まり、合流して集合リンパ管になると皮下組織に達し、腕のリンパ管は腋（えき）窩（か）リンパ節に、脚のリンパ管は鼠径（そけい）リンパ節へなど、それぞれ所属のリンパ節に向かいます。

リンパ節で合流したリンパ本幹は筋層の下まで達し、体の奥を通り、上半身のリンパ液は左右それぞれのリンパ本幹に合流し、下肢のリンパ液は乳び槽に集合。胸管を経て左の静脈角から静脈に合流します（図2）。

600～700個もあるリンパ節は免疫機能の前線基地

血液循環と別にリンパ液が循環するのは、細胞のいわば生存環境である組織間液を一定の状態に保ち、血液に余分な有害物を入れないためです。その仕事の前線基地がリンパ節です。

リンパ節は全身に600～700個もあり、免疫細胞であるリンパ球が集合して異物の情報を交換し、免疫抗体を作り、リンパ球を増産し、細菌や異物を攻撃して破壊する仕事もします。

ほぼ透明なリンパ液はリンパ節を通過するとリンパ球が増えるので濁ってきます。骨盤内リンパ節には小腸で吸収した脂肪が流入するため、白濁します。

リンパ節は血液の浄化槽といえます。

図1　血液循環とリンパの循環

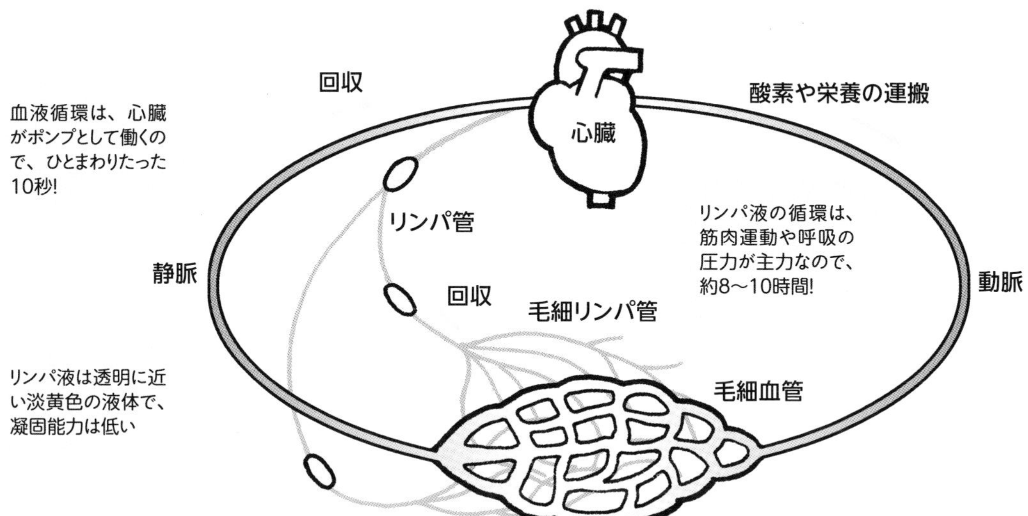

図2　おもなリンパ管とリンパ節

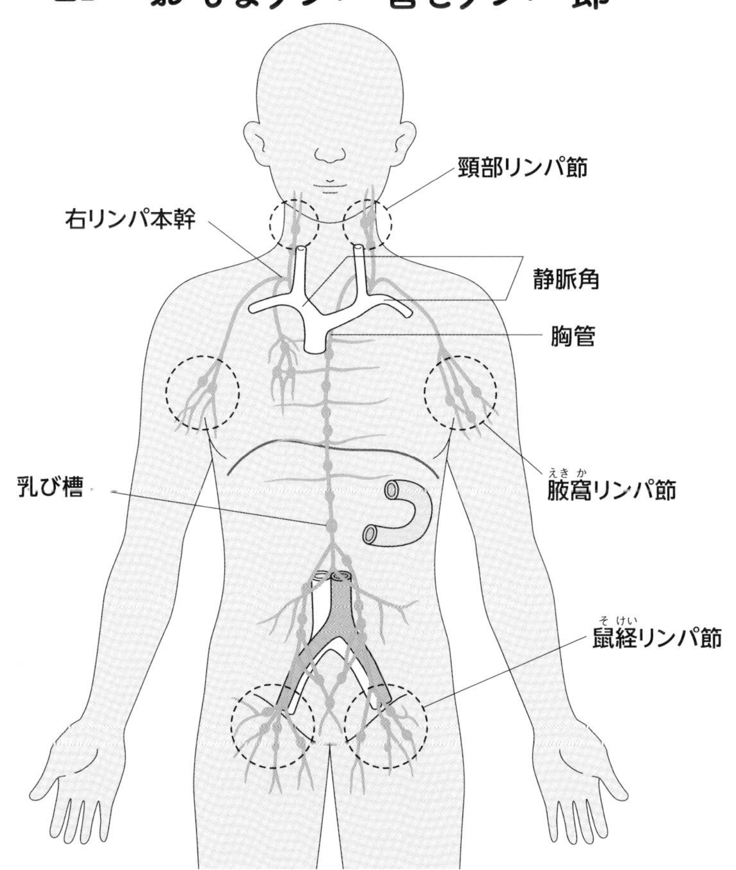

出典：小川佳宏「女性がん患者のリンパ浮腫ケア」看護学雑誌 68号(2004)

むくみとリンパ浮腫の違い

むくみとは、組織間液が過剰になった状態

いわゆる浮腫(むくみ)は組織間液が過剰になった状態です。最もむくみやすいのは、組織間液の90％を回収している静脈の異常です。静脈瘤(じょうみゃくりゅう)や静脈血栓症などで静脈の血流が悪くなれば、異常のある側の脚などがむくみます。

心臓や腎臓などの内臓疾患や内分泌疾患などさまざまな疾患から、毛細血管から漏れ出る血漿が増加したり、毛細血管の再吸収する組織間液が減ったりしてむくむこともあります。これらの場合は全身にむくみが生じます。

一方、リンパ浮腫は、リンパ管の異常によって起こります。リンパ管の組織間液の回収量が低下した場合、あるいはリンパ液の流通が滞った場合に起こります。全身に生じることはなく、局所性のむくみです。

したがって、リンパ浮腫かどうかの診断は、むくみを生じるほかの疾患との鑑別から始まります（表1）。それらの疾患がなく、局所性のむくみであり、がんの転移や再発の疑いがなければ、リンパ浮腫の可能性が高くなります。

リンパ浮腫はむくみが慢性化し、皮膚症状を伴う

リンパ浮腫がほかの浮腫と大きく異なるのは、組織間液に、水分以外のたんぱく質や脂肪などの物質が多く含まれることです（図3）。

夕方になって足がむくんでも、リンパ管が正常に働いていれば、普通は寝て起きた翌朝には解消します。

リンパ浮腫でも初期のうちは水分が中心なので、むくみが解消しますが、症状が進むとたんぱく質や線維組織、脂肪組織などが増えてくるため、寝て起きてもむくみが改善しなくなります。

むくんでいる腕や脚は、リンパ液の循環が悪いために免疫力が低下しています。さらに、リンパ液は栄養が豊富なため、細菌が侵入すると増殖しやすく、感染が悪化して蜂窩織炎（127ページ）などつながります。

なお、リンパ浮腫には、遺伝的なリンパ管異常から生じる原発性リンパ浮腫もあります。発症率は1万人に1人と比較的まれな疾患です。多くは思春期に発症しますが、36歳以上で発症する可能性もあるので、鑑別診断が必要です。

表1　むくみの原因となる疾患

浮腫の成因	全身性浮腫	局所性浮腫
毛細血管内圧の上昇	心不全、腎不全・腎炎など	静脈性浮腫(静脈瘤(りゅう)、深部静脈血栓症) 廃用性浮腫(下肢の長期下垂) など
血漿膠質(こうしつ)浸透圧の低下	肝硬変 ネフローゼ症候群 タンパク漏出性胃腸症 その他(栄養障害や熱傷など)	
血管透過性の亢進(こうしん)		アレルギー性・炎症性浮腫 血管性浮腫(クインケ浮腫など)
皮膚の弾性低下	栄養障害性浮腫	高齢者・廃用性浮腫など
その他	内分泌疾患による浮腫(甲状腺機能低下症、甲状腺機能亢進症、クッシング症候群など) 薬剤性浮腫、特発性浮腫など	脂肪性浮腫 妊娠に伴う浮腫 リウマチ・膠原(こうげん)病 悪性腫瘍の進行など
リンパ管の異常		リンパ浮腫(原発性、続発性)

図3　リンパ浮腫とむくみの違い

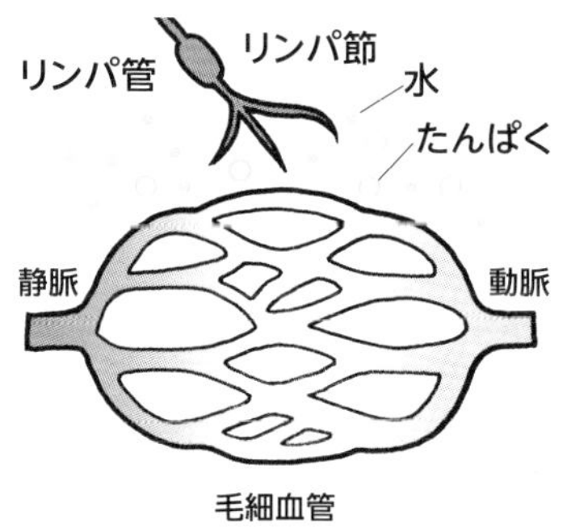

正常な状態

組織間液の80～90%は静脈に戻り、10～20%は毛細リンパ管へと回収されている状態

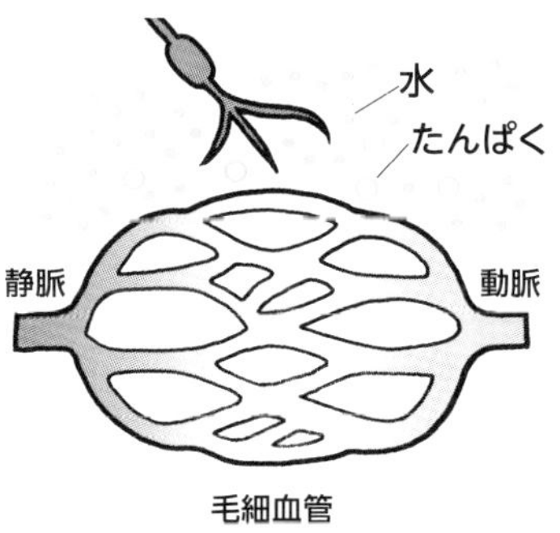

むくみ

組織で不要になった水分が回収されず、組織間隙にたまっている状態

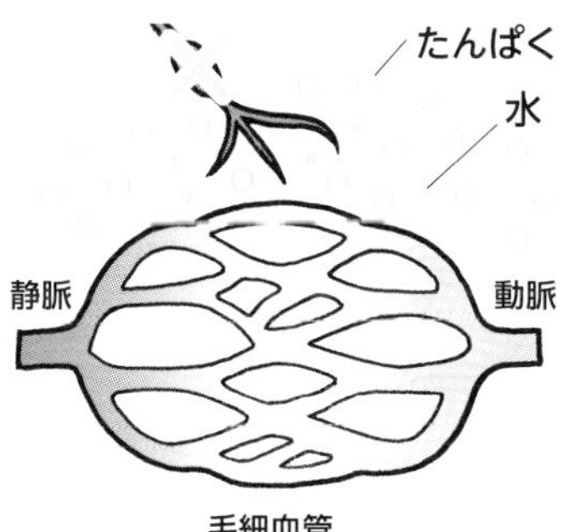

リンパ浮腫

組織で不要になった水分とたんぱくがリンパ管に回収されず、高たんぱくの組織間液がたまっている状態

出典：「リンパ浮腫診療ガイドライン2018年版」(日本リンパ浮腫学会編)

がんの治療法によってリンパ浮腫のリスクは変わるの？

わが国でのリンパ浮腫はがん治療が最大のリスク

リンパ浮腫が発症するおもな要因は、がん治療として行う、リンパ節の切除（リンパ節郭清）や、放射線治療などです。これらによってリンパの流れが悪くなった場所に発症しやすくなります。

リンパ浮腫の発症リスクが高いとされているがんは、乳がん、婦人科がん、前立腺がん、悪性黒色腫、直腸がんなどです。特に多いのは、乳がん、婦人科がんで、リンパ浮腫の患者さんのおよそ90%[※1]が女性とみられています。

ちなみに、世界的に見ると、リンパ浮腫の原因で最も多いのはフィラリア症で、患者数は世界で1億人以上[※2]とみられています。その他、外傷や肥満も発症原因になります。

最もリスクが高いのはリンパ節郭清

がんの治療法のうちリンパ浮腫を招く最大のリスクはリンパ節郭清です。

リンパ節郭清は、腫瘍を切除するときに、転移する可能性の高い周囲のリンパ節を切除する手術です。乳がんでは腋窩リンパ節、婦人科がん、前立腺がん、直腸がんなどでは骨盤内リンパ節、婦人科がんでは傍大動脈リンパ節を郭清することもあります。

腫瘍が広がっていれば郭清するリンパ節の数も多くなり、それだけリンパ浮腫の発症リスクも高くなりがちです。

婦人科がんで郭清する骨盤内リンパ節や傍大動脈リンパ節は、腹腔内の動静脈をとり巻くリンパ管の途中に点在しています。そのため、系統的リンパ節郭清術といって、リンパ管と血管周囲の脂肪組織ごと郭清することもあります。

乳がんでは、近年、センチネルリンパ節生検（左ページ）が普及し、リンパ節郭清を省略できる症例が増えています。婦人科がんではまだセンチネルリンパ節生検が確立されていません。

リンパ節郭清やセンチネルリンパ節郭清について主治医から提案されたときは、がんの進行度と合わせて主治医から充分に説明を受けたうえで、メリット・デメリットをよく考えて、治療法を選択しましょう。

※1「リンパ浮腫運営員会」ホームページより
※2"Lymphedema".medscape.https://emedicine.medscape.com/article/1087313-overview.Updated: jun04,2018.Accessed: Oct 02,201

Check!

乳がんのセンチネルリンパ節生検によるリスク軽減効果は?

乳がんでは、腫瘍から最初に転移するセンチネルリンパ節を見つけて摘出し、がんの転移を調べる生検を行います。この検査で転移がなければその先のリンパ節を郭清しなくてよいと判断されます。

世界的には1990年代初めからセンチネルリンパ節生検が行われてきています。腋窩リンパ節を郭清したグループと、センチネルリンパ節生検のみのグループの5年後のリンパ浮腫の発症率を調べた大規模臨床試験の1つでは前者が13%、後者は3%、もう一つの臨床試験では前者5%、後者1.7%など、いずれもセンチネルリンパ節生検のみでは、リンパ浮腫の頻度は非常に低いと報告されています。

ただ、発症率は低いものの、センチネルリンパ節生検でも、リンパ浮腫のリスクがまったくないわけではないので、予防は必要だといえます。

参考資料:「リンパ浮腫診療ガイドライン2018年版」(日本リンパ浮腫会編)

図4
乳がん手術でのセンチネルリンパ節生検

腋窩リンパ節のなかで、乳がんが最初に到達するとみられるセンチネルリンパ節を摘出し、ここに転移があれば、腋窩リンパ節を郭清する

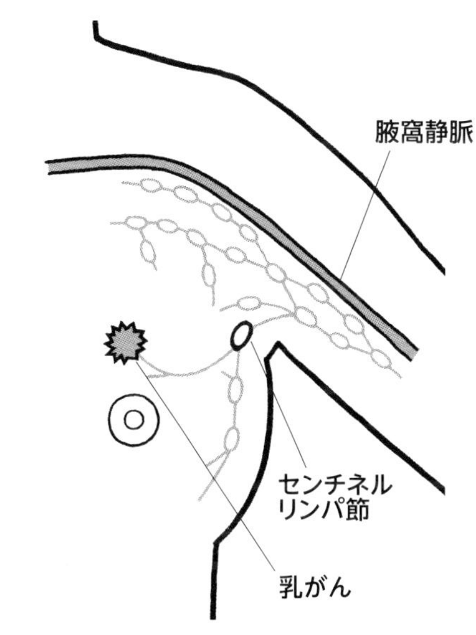

Check!

リンパ浮腫の患者数は?

がん治療後の続発性リンパ浮腫は、国内の全リンパ浮腫患者の約80〜90%を占めています。原因疾患は、乳がん、子宮がんが多いため、患者の90%以上は女性です。

リンパ浮腫の発症率は、わが国では乳がん術後で約10%、子宮がん術後で約25%と推測されています。全国的な実態調査は行われていませんが、年間1万人前後がリンパ浮腫に罹患すると考えられています。

参考資料:「日本リンパ浮腫運営委員会」ホームページより

術後の補助療法は影響するの？

リンパ節郭清後の放射線照射のリスクは？

乳がんでは、温存乳房、乳房切除後の胸壁や領域※リンパ節、婦人科がんでは、早期の子宮頸がん、子宮頸がん・体がんの術後に必要と認められた場合、放射線が照射されます。これらについて、放射線照射がリンパ浮腫のリスクになる可能性が指摘されています。

乳がんについては、領域リンパ節への照射は確実なリスクとされ、5年後の発症率が約30%と報告されています。温存乳房や胸壁への照射では発症率は低下しますが、リスクになる可能性はあるとされています。

婦人科がんでのリンパ浮腫発症率は、放射線照射のみは10%未満、リンパ節郭清のみでは約30%に対して、リンパ節郭清後に放射線照射をした場合は約50%と報告されています。そのため日本では近年、子宮がんの術後治療に、放射線照射ではなく化学療法を行うケースが増えています。

タキサン系薬剤もリンパ浮腫のリスクになる

乳がんや婦人科がんの術後に投与されることの多いタキサン系薬剤は、血管透過性を高めるために、全身にむくみが生じることが少なくありません。ただ通常は投薬終了後、徐々によくなっていきます。

しかし、全身のむくみが消えても、乳がんでは治療側の上肢、婦人科がんでは下肢だけにむくみが残ることがあり、その場合はリンパ浮腫が発症したと考えられます。実際には血管透過性の亢進による浮腫とリンパ浮腫が混在していることも多く、鑑別がむずかしいとされていますが、リンパ浮腫に対するケアを心がけておく必要があります。

必要な治療はきちんと受けてセルフケアでしっかり予防

がんの手術や術後の治療がリンパ浮腫のリスクになるからと、治療にしり込みする患者さんもいます。でも、発症するのは一部の人です。セルフケアを心がけることで、万が一発症しても重症化を防ぐことができます。

何よりも優先するべきはがんの治療や再発予防です。リスクを正しく知り、セルフケアで予防しましょう。

参考資料：「リンパ浮腫診療ガイドライン2018年版」（日本リンパ浮腫学会編）

※乳房の領域リンパ節とは、腋窩、鎖骨下、鎖骨上窩各リンパ節のこと

図5 リンパ浮腫が発症するのはなぜ？

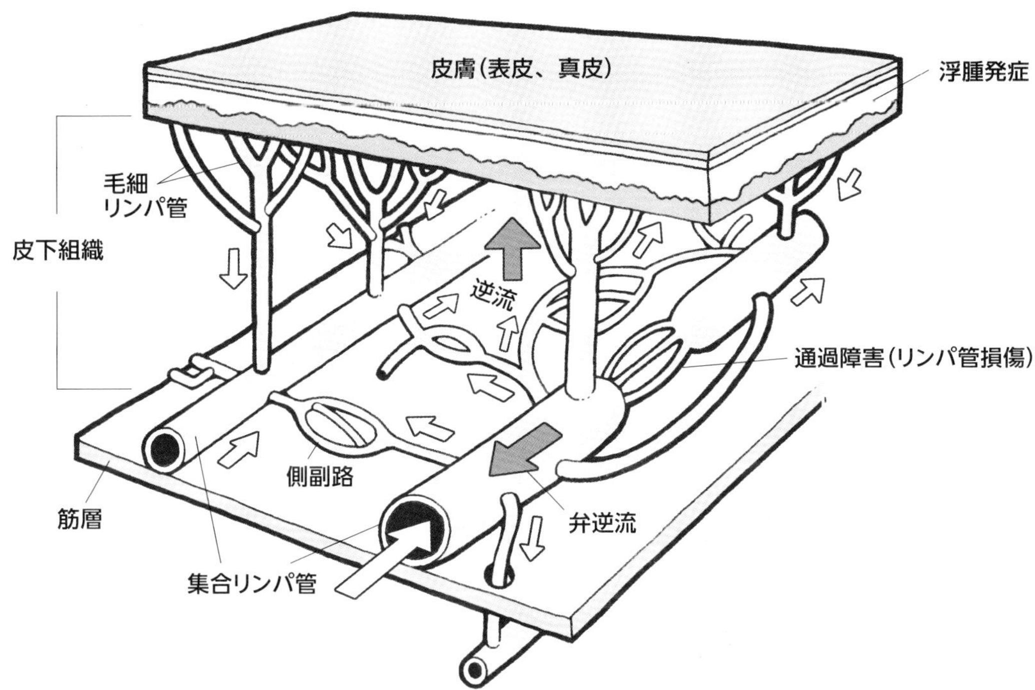

リンパ節を郭清したために浮腫が生じるメカニズムは、まだ仮説ですが、以下のように考えられています（図5）。

リンパ液は正常であれば、真皮に広がる毛細リンパ管から皮下組織を走る集合リンパ管へ、さらに筋層の下を走る深部リンパ管へと流れていきます。

ところが集合リンパ管が合流するはずのリンパ節が切除されると、行き場を失ったリンパ液がたまってしまいます。そのときにほかの集合リンパ管とつながる側副路に流すことができればよいのですが、リンパ液の量が多いとリンパ管の内圧が上がるため、弁が逆向きになり、リンパ液が逆流してしまいます。その結果、毛細リンパ管からリンパ液が漏れ出して組織間液が過剰にたまってしまい、浮腫が発症します。

出典：『浮腫疾患に対する圧迫療法』小川佳宏，佐藤佳代子 著（文光堂）より一部改変

放射線の影響を軽くするためにスキンケアがたいせつ

放射線が照射されると、リンパ節は萎縮（いしゅく）します。リンパ管は最初のうちは影響を受けませんが、時間がたつうちに周囲の組織が線維化して硬くなり、やがてリンパ液が通過しにくくなります。

こうした放射線照射の影響をできるだけ軽減するために役立つのがスキンケア（82〜88ページ）です。保湿を心がけて皮膚をやわらかく保つことが重要です。

診断はどこで、どのように行う？

「がん治療歴」と「問診・視診・触診」が基本

リンパ浮腫の診断の基本は、浮腫を招くほかの病気との鑑別です。そのために欠かせないのはがんの治療歴の情報です。リンパ浮腫外来など、がん治療を受けた病院以外の医療機関を受診する場合は、がん治療の主治医に「診療情報提供書」[※]を書いてもらいましょう。

リンパ節郭清や放射線治療の範囲、術後化学療法の薬剤名などは正確に伝える必要があります。遠方の場合はFAXや郵送などで送ってもらいます。

その他、日常の身体活動状況（立ちっぱなし、すわりっぱなしが長い、運動不足など）、むくみに気づいたきっかけなど、きめ細かな問診が必要です。

視診や触診も、むくみの程度や皮膚の状態を診るために重要です。浮腫の左右差を調べるために、腕や脚の周径を測ることもあります。どれもポイントを知れば自身で自己検診ができ、早期発見に役立ちます（24〜29ページ）。

リンパ浮腫の診断は、基本的には、こうした問診や視診や触診などの診察、除外診断によって行います。

早期発見には超音波検査が役立つ

リンパ浮腫の診察では画像診断も用いられることがあります。たとえば、超音波検査では、表皮や真皮、皮下組織に現れる、浮腫の変化を確認できます。リンパ浮腫の診断はできないものの、症状の評価に役立ちます。

また、近年、より詳細にリンパ管の状態がわかる「リンパシンチグラフィ」や「蛍光リンパ管造影」による画像検査が普及しています。これらの検査をすれば、むくみを実像として観察でき、蛍光リンパ管造影ではリンパ液が逆流している様子がわかり、明確にリンパ浮腫だとする確定診断が可能です。

ただ、どちらも検査できる医療機関は大学病院などに限られ、蛍光リンパ管造影は保険適用になっていません。現状では診断よりも、リンパ浮腫の外科手術に活用されています。

●リンパシンチグラフィ　放射性医薬品を注射して一定時間をおいた後、X線撮影をする。正常なリンパ節やリンパ管は明確に映るが、浮腫があると黒い陰影が見られる
●蛍光リンパ管造影　蛍光薬剤（ＩＧＣ）を注射して赤外線カメラで照らすと、リンパ管からリンパ液が逆流している状態などが確認できる

※いわゆる「紹介状」。医師がほかの医師や医療機関に、患者のこれまでの診療の情報を伝えるための書類

表2　リンパ浮腫の診断に必要な問診項目

問診項目	確認点
病歴（既往歴、現在）	乳がんや婦人科がんなどのがん、心疾患・腎疾患・肝疾患、甲状腺機能障害などの全身病
手術その他の治療歴	切除術、リンパ節郭清術、センチネルリンパ節生検など
発症のきっかけ	冠婚葬祭、旅行、炎症、長時間の立ち仕事、引っ越しなど
むくみの進行状況	どこからむくみ始めたか、など
自覚症状	皮膚の色調の変化、不快感、痛みなど
浮腫の治療歴と今後の希望	これまでの治療経過や治療法の希望など

表3　リンパ浮腫の視診と触診

視診	触診
浮腫の左右差	皮膚の張り
色調の変化	圧迫痕
皮膚の状態	皮膚の硬化、角化など

発症しやすい部位を自分でも観察することで
早期発見に役立ちます

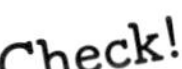

リンパ浮腫の受診先に困ったら？

リンパ浮腫かもしれないと思ったときに、まず相談してほしいのは、がん治療を受けた主治医です。

主治医がリンパ浮腫を診療しない場合は、「診療情報提供書」の作成を依頼し、リンパ浮腫の専門外来を紹介してもらいましょう。

受診先が見つからない、あるいは受診した医療機関の診療に納得できないという場合は、がん診療拠点病院に設置されている「がん相談支援センター」に相談するか、インターネットで地域の「リンパ浮腫外来」や「リンパ浮腫ケア外来」を設けている医療機関を検索するとよいでしょう。

リンパ浮腫の進行度分類と治療法

病気分類の評価方法は施設によって異なる

リンパ浮腫の進行度を示す病期分類は複数あり、一般に国際リンパ学会分類（表4）が使われています。

症状の進行のターニングポイントとなるのは、Ⅱ期です。Ⅱ期前期までは、リンパ管から漏れ出る組織間液が水分を多く含むため、複合的治療によって改善することができます。しかし、Ⅱ期後期以降は、たんぱく成分や脂肪が増え、繊維化が進むため、通常のケアや治療だけでは改善しにくくなります。

進行度の評価は、触診と視診（123ページ）、周径の計測（29ページ）によるのが一般的です。

進行した症例では、リンパシンチグラフィや蛍光リンパ管造影などの画像検査（122ページ）によって重症度をより精密にチェックし、周径を測定するかわりに、患肢と健常肢の容積を測定する生体インピーダンス法※なども行われています。

Ⅱ期後期以降は入院も含む集中治療が必要

リンパ浮腫は完治が望めませんが、治療によって症状は軽減できます。

リンパ浮腫の治療は、日常生活指導、圧迫療法、圧迫下での運動、用手的リンパドレナージ、スキンケアなどの複合的治療です。外科的治療などを行わずに、患者さんの治癒力を維持する保存的治療法なので、治療効果は、これまでPART1～5で述べてきたセルフケアの達成度に大きく左右されます。

また、進行度に応じて、最適な治療方法とレベルを選択すること（21ページ）も重要です。軽症（Ⅱ期前期）と中等症（Ⅱ期後期）以降では、圧迫療法や運動のレベルが大きく異なります。線維化が進んで患肢の肥大化や変形が著しい場合は、入院を含めて2～4週間の集中的治療が必要になります。

治療に自己判断は禁物です。必ずリンパ浮腫専門医と医療者（126ページ）の指導を受けて、適切な治療法を選び、根気よくセルフケアを続けることが重要です。

複合的治療の他にも、物理療法や外科的治療（126ページ）なども試みられています。ただ、まだいずれの方法も、標準治療には至っていません。

※生体インピーダンス法：「インピーダンス」とは、電流と電圧から計算される電気抵抗のこと。体に微弱電流を流して脂肪量や筋肉量を測定する方法で、体脂肪計や体組織計に応用されている。

表4　リンパ浮腫の進行度分類

病期	状態
0期	リンパ液輸送の障害が生じているが、明らかな浮腫はなく、潜在性または無症候性の病態
I期	たんぱく成分が比較的多い組織間液がたまっているが、まだ初期であり、四肢を上げることで軽減する。圧痕が見られることもある
II期	四肢をあげてもほとんど浮腫が軽減しなくなる。圧痕がはっきり見られる
II期後期	組織の線維化がみられ、圧痕が見られなくなる
III期	リンパうっ滞象皮病や表皮肥厚、脂肪沈着などの皮膚変化が見られる

リンパうっ滞
脂肪の増加
線維化

参考資料：（「日本リンパ浮腫診療ガイドライン2018年度版」（日本リンパ浮腫学会編）掲載「リンパ浮腫の病期分類」（国際リンパ学会編）を改変

表5　リンパ浮腫の治療法

複合的治療

日常生活指導：体重管理、生活習慣など
スキンケア：清潔、保湿、保護、感染予防
圧迫療法：弾性着衣、弾性包帯
圧迫下の運動
用手的リンパドレナージ

その他の治療法

物理療法：エアマッサージ器など
薬物療法：重症例の利尿剤や炎症時の抗生剤
外科的治療：リンパ管細静脈吻合術、血管柄付きリンパ節移植術など

専門家が行うドレナージは、ほかの治療との併用で効果がある

「ドレナージ」とは排液のこと。専門的な技術・知識を持つ医療者（126ページ）が、手のひらで圧をかけて皮膚を動かしながら、障害されたリンパ管を迂回（うかい）して正常なリンパ管に組織間液を誘導する治療を、用手的リンパドレナージ（MLD）といいます。側副路（121ページ）に滞っているリンパ液を誘導して流すため、浮腫の軽減効果が期待できます。

なお、この治療法に予防効果はありません。治療効果も、圧迫療法など、ほかの複合的治療法と共に行った場合の「追加効果」は認められていますが、単独での効果は不明とされています。

一方、患者さん本人や家族などが行うドレナージをシンプルリンパドレナージ（ＳＬＤ）といいますが、これについては、予防・治療効果とも科学的に検証されていません。ただ、自分の患部に触ることで症状の変化を把握したり、自己効力感を高めることにつながります。安全な方法で、自分が気持ちがよいと感じる程度に行うことが大事です。

外科的治療の種類と効果

リンパ浮腫の外科的治療には一定の効果が期待できる治療法もあります。ただし、いずれも術式が標準化されていないので施設による違いがあり、医療保険で可能な手術と自由診療の場合があります。

脂肪吸引術

●どんな治療？
リンパ浮腫によって増加した脂肪組織や線維組織を、脂肪吸引カニューレによって吸引する。Ⅱ期後期以降で、患部の容積が一定以上増加し、術後、圧迫療法を継続するなどの条件も。

●治療効果は？
Ⅱ期後期以降の重症の効果が報告されているが、いずれも海外での限られた施設での症例研究。出血、皮膚損傷などの術後合併症も報告されている。また、治療効果を維持するには、術後も引きつづき、圧迫療法が欠かせない。

●エビデンス
難治性の重症例には考慮する余地はあるが、スキルの高い施術者が行うとしても、慎重に検討する必要がある。

遊離血管柄付きリンパ節移植術

●どんな治療？
多くの場合、リンパ管細静脈吻合術を行っても効果が得られないかった場合に、正常なリンパ節を移植する手術。リンパ節に流入する動脈と静脈も移植して吻合する。

●治療効果は？
浮腫の改善とともに、蜂窩織炎など感染症の発症も減少し、QOLの改善も報告されている。ただし、正常なリンパ節を移植する（上肢では鎖骨上、下肢では鼠径部など）ために術後合併症が生じる可能性もあり、長期的な経過についての評価は定まっていない。

●エビデンス
Ⅱ期後期からⅢ期の重症例の治療効果が認められるが、ほとんどが少数による症例報告。標準治療となるには、症例数が多く観察期間の長い臨床試験を待つ必要がある。

リンパ管細静脈吻合（ふんごう）術（LVA）

●どんな治療？
蛍光リンパ管造影検査によってうっ滞しているリンパ管を特定し、そのリンパ管と周辺の静脈を縫い合わせる（吻合）手術。マイクロサージャリー（顕微鏡を用いる手術）により直径1mm未満の毛細リンパ管と毛細血管をつなぐことができ、切開部分が小さいので局所麻酔ででき、外来での手術も行われている。

●治療効果は？
術後、圧迫療法を中止できた、蜂窩（ほうか）織炎（しきえん）の発症率が低下したなどの報告が多い。術後12か月で浮腫が改善したが、完全に消失しないとの報告も。

●エビデンス
まだ術式が標準化されておらず、少数対象の症例研究報告が多いが、蜂窩織炎をくり返す難治症例に対しては考慮してよい。予防効果も研究されているがまだ、研究途上。

参考資料：「リンパ浮腫診療ガイドライン2018年版」（日本リンパ浮腫学会編）

リンパ浮腫の専門セラピストによる治療について

リンパ浮腫の複合的治療は、医師の指導のもと、実際に治療に携わるのは、リンパ浮腫診療の専門知識と専門技術を学んだ看護師、理学療法士、作業療法士などの医療者です。用手的リンパドレナージも、医療リンパドレナージのトレーニングを受けたセラピストが行う必要があります。

リンパ浮腫外来で、こうした治療が受けられない場合は、リンパ浮腫専門治療施設を利用します。

なお、複合治療に携わる専門家の質を高める取り組みとして、「リンパ浮腫運営委員会」による複合的治療の算定要件を満たす研修と認定制度※などがあります。この認定を受けた養成校などで研修したセラピストの治療を受けると安心です。

できれば主治医から紹介を受け、医療機関からのフォローアップを受けながら利用しましょう。

※「がんのリハビリテーション研修・リンパ浮腫研修」（一般財団法人 ライフ・プランニング・センター） https://ganriha.info/

リンパ浮腫の合併症

リンパ浮腫が進行するにつれて皮膚が損傷しやすくなって感染症が生じやすくなります。気になる症状があったら早めに医療機関を受診して治療しましょう。

皮膚潰瘍

●どんな症状？
リンパ浮腫の強い患肢の皮膚に傷を受けたときに、傷がなかなかふさがらずに、組織が欠損したまま組織間液やリンパ液などの浸出液が出続ける状態。治りにくく、細菌が増殖しやすいので感染や浮腫の悪化を招く。

●原因は？
むくみが強い個所には皮下組織に大量の組織間液がたまっているため、傷つくと浸出液が多くなり傷がふさがりにくい。また、むくみによって皮膚が薄く伸ばされているために、潰瘍が広がりやすい。

●どう対処する？
創口を洗浄後、保護材で保護するが、感染していれば早急な処置が必要なので、早めに主治医か皮膚科を受診して治療を受けたい。

象皮症

●どんな症状？
皮膚の線維化が進み、表面がかたく厚くなってかさぶた（痂皮）やいぼなどができ、象の皮膚のような状態になる。リンパ浮腫の進行度分類では最も重いⅢ期に相当する。

●原因は？
リンパ浮腫に必要な複合的治療をせずに、病気が進行したため。蜂窩織炎をくり返すことで悪化する。

●どう対処する？
感染を防ぎ、皮膚をやわらかくする治療を行い、圧迫療法など複合的治療を根気よく行うことで改善する。

リンパ水疱・リンパ漏

●どんな症状？
表皮真下の毛細リンパ管が拡張すると、リンパ液を含む小疱ができる。そのリンパ水疱が破れてリンパ液が漏れ出た状態がリンパ漏。水疱がなくても、むくんだ皮膚表面からリンパ液が漏れ出すこともある。

●原因は？
リンパ水疱は、わきの下や陰部などの皮膚のやわらかい部分に発症しやすい。リンパ漏は、浮腫の悪化、皮膚の損傷によって生じる。

●どう対処する？
リンパ漏の部分から細菌に感染して蜂窩織炎などの感染症を招くので、早めにケアする。リンパ水疱はつぶさないようガーゼでおおう。リンパ漏は洗浄して清潔にしてから保護剤やガーゼでおおう。その上から弾性包帯を巻いて圧迫する。

血管（リンパ管）肉腫

●どんな症状？
リンパ浮腫が起きている患肢に赤紫色のかたい塊ができ、痛みもある。発症はきわめてまれで、スチュワート・トレベス症候群とも呼ばれる。

●原因は？
リンパ浮腫により、局所に免疫不全が生じて腫瘍細胞が増殖すると考えられるが、詳細はまだ解明されていない。

●どう対処する？
手術による治療が必要。

蜂窩織炎

●どんな症状？
小さな傷などから細菌（黄色ブドウ球菌、A群β溶血性レンサ球菌など）が皮下組織にまで侵入して起こる炎症。紅斑（赤み）が急速に広がり、熱感、疼痛を伴う。点状の出血や水疱、所属リンパ節の腫れが生じることもあり、ときには全身の倦怠感や高熱が出ることもある。発症をくり返すとリンパ浮腫の悪化にもつながる。

●原因は？
外傷、潰瘍、真菌感染（白癬症）、その他、皮膚疾患による皮膚バリアの障害。感染経路は不明なことが多い。リンパ浮腫に伴い、リンパ球や白血球などによる細胞性免疫反応が低下していることが影響していると考えられ、過労、風邪、ストレスなどが引き金になることもある。

●どう対処する？
圧迫療法や用手的リンパドレナージは中止し、感染症の治療を優先してできるだけ早く主治医か皮膚科を受診する。ポイントは患部の冷却、安静、抗生剤の投与。なお、自己判断で冷却用湿布剤を使うと患部を刺激するので厳禁。氷や保冷剤をタオルなどで巻いて当てる。

●こんな炎症にも注意して
蜂窩織炎より皮膚の表面に近い真皮などに起きる丹毒、リンパ管に沿って炎症が起こるリンパ管炎などもある。鑑別は専門医でなければむずかしいので、蜂窩織炎に似た症状が起きたら同様に対処する。

広瀬真奈美さんが創設・運営するがんサバイバーのサポート団体

キャンサーフィットネス

「キャンサーフィットネス」は、本書の監修者のおひとり広瀬真奈美さんが、がん患者さんのQOLの向上を目指して立ち上げた一般社団法人です。

広瀬さんは45歳で受けた乳がん治療後の後遺症に悩まされていたときに、欧米ではがん患者の運動療法が推奨されていることを知り、化学療法中にフィットネス・インストラクターの資格をとり、化学療法終了後、渡米。「Moving For Life」でがん患者の運動療法を学び、帰国後に「乳がんフィットネスの会」を立ち上げました。

その後、日本でもがん患者のリハビリテーションの重要性が注目されるようになり、広瀬さんも乳がん以外のがん患者さんも含めて体力づくりを支援しようとキャンサーフィットネスを創設。「運動教室」、「ヘルスケアアカデミー」、「減量と栄養の勉強会」を開催。がんサバイバー限定の認定インストラクターの養成講座もあります。

2020年12月からは、運動とトークライブを配信するオンラインサロン「Hello!」が開設されました。

「体を動かすと、命のパワーが目覚めて心も動き出します。がんサバイバーの方たちが毎日、元気に充実して生きるためのセルフケアとしてのフィットネスを伝えていきたいと思っています」

わからないこと、悩まれていることがあったら、気軽に連絡してください。たくさんの仲間が待っています！

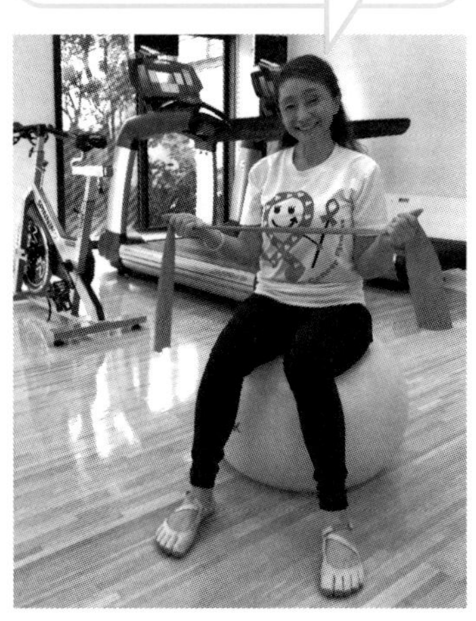

一般社団法人キャンサーフィットネス
代表理事
広瀬真奈美さん
米国MFL認定インストラクター

ダイエットに役立つ知識と
食生活の知恵が学べる

減量と栄養の勉強会

がん治療の副作用で体重が増えてしまった患者さんを対象に、健康をそこなわずに減量するためのプログラム。栄養学に基づく体重管理の知識と減量方法を教えるのは聖路加国際病院栄養科がん病態栄養専門管理栄養士松元紀子先生。減量レシピを教えるのは「がん患者のための簡単お料理教室」主宰の渡辺律子さん。

※2021年10月現在はどの講座も新型コロナウイルス感染防止のため、ライブ配信。どれも1回のみの受講も可能。

がんサバイバーの健康管理に
必要な知識と実践を学ぶ講座

ヘルスアカデミー

がんの治療による体の後遺症や副作用、体力の低下や機能障害、うつや適応障害など、がんサバイバーが出会うさまざまな困難を、予防・改善するための正しい知識と方法を学ぶ講座。

2021年度は、リハビリ、後遺症改善、メンタルケア、死生学など多彩な講座が並ぶ「ヘルスケア講座」と、正しく動くための体のしくみから学ぶ「動くからだづくり学講座」を開講。

「ヘルスケア講座」の講師は、医師、研究者など、各分野の専門家。健康づくりの教養講座としても役立つ。

入門クラスから有酸素運動まで
多彩なプログラムがそろう

運動教室

がんサバイバーが無理なく安心して運動できるよう、リハビリテーション医、がん専門医、理学療法士、体育学専門の大学教授などの意見をとり入れて安全を第一に考えたプログラムを提供。緊張した体をゆるめる運動入門クラス、ヨガピラティス教室、体力づくり、ウォーキング教室、リズミカルな有酸素運動、運動に慣れた患者さん向けのチアダンス教室まで、多彩なプログラムがある。

キャンサーフィットネスオンラインサロン「Hello!」

https://cancerfitness.kokode-digital.jp/

3つのチャンネル

運動! 情報!

なかま!

会員制で、がん患者さんの体力作り、健康作りに役立つ運動や情報を、週に12回以上配信する。どれも無料で予約なしで参加できる。

チャンネルは3つ。キャンサーフィットネス認定インストラクターが指導する10分の運動ライブ「Hello! 運動!」、キャンサーフィットネス代表理事の広瀬真奈美さんが、医療従事者や各専門家のゲストと、がんとの暮らしに役立つさまざまなテーマについて語る1時間のトークライブ「Hello! 情報!」、投稿による交流の場、「Hello! なかま!」。

以上のほか、不定期で座談会「Hello! Café」も開催される。

それぞれの動画は録画も掲載され、くり返し見ることができる。

なお、「Hello!」の会員になると、キャンサーフィットネスの各講座の利用料が割引になる特典が設けられている。

ヘルスケアアカデミー
「リンパ浮腫患者スクール」

ヘルスケアアカデミーを重ねてきたなかで、リンパ浮腫の改善に欠かせないセルフケアを正しく適切に行うためには、患者さん自身が治療法についてより深く正確な知識を身につける必要があると痛感した広瀬真奈美さんが企画。キャンサーフィットネス顧問の慶應義塾大学医学部リハビリテーション医学教室教授辻哲也先生の監修により、2020年度4月より毎月1回開催(新型コロナウイルス感染防止のため全てオンライン配信)。本書は、その講義内容をベースにまとめたもの。

講座終了後、全講座を履修した患者さんから希望者を募り、知識をより深めて、リンパ浮腫の正しい情報を広く伝えてサポートできる人材育成を目指して「リンパ浮腫ピアサポーター研修会」を開催している。

今後のリンパ浮腫患者スクールは、2か月に1回、講座で知識を得る受講形式とワークショップによる参加型の2つの学習形式により、新たなテーマで開講。本書で紹介したワークシート(98〜105ページ)を使った「リンパ浮腫のケアを学ぶグループワーク」の開催も予定している。

2020年度「リンパ浮腫患者スクール」講座と概要

※講座番号⑧、⑲、⑳以外の講座は録画動画を視聴できる(有料)。120分単位の録画なので、2講座または3講座がセットになる場合もある。くわしくは下記キャンサーフィットネスへ)

Step1 リンパ浮腫の基礎を理解しましょう

講座番号

① リンパ浮腫スクールについて
② リンパ浮腫総論
③ 診療の流れ
④ リンパ浮腫の基礎知識 解剖と生理
⑤ 乳がんの基礎知識
⑥ 婦人科がんの基礎知識
⑦ 外科的治療の適応と限界
⑧ リンパ浮腫の合併症

Step2 疾患の特徴を理解し、セルフケアに必要な知識を習得しましょう

⑨ リンパ浮腫のセルフケアとは
⑩ 複合的治療の概念と治療経過
⑪ 圧迫療法の問題点と対策
⑫ 用手的リンパドレナージとセルフケア
⑬ 運動療法の目的と概要、実践方法
⑭ 体重管理の重要性と肥満者の減量法
⑮ 緩和ケア時期におけるリンパ浮腫のケア
⑯ 診療ガイドラインとエビデンス

Step3 セルフケアを継続する方法を学びましょう

⑰ リンパ浮腫患者の心理的状態とは
⑱ リンパ浮腫患者の心の健康管理
⑲、⑳ セルフケア行動を継続するための生活習慣プログラム

お問い合わせ先 一般社団法人 キャンサーフィットネス

http://cancerfitness.jp

各教室のお問い合わせ、お申し込みは、公式ホームページにて行っています。

リンパ浮腫の情報サイト

リンパ浮腫についてもっと知りたいことがあったときに役立つサイトを紹介します。
ネットの膨大な情報に迷わないよう、エビデンスに基づいた情報を提供するサイトを選ぶと安心です。

国立がん研究センター
がん情報サービス

http://ganjoho.jp

国立がん研究センターがん情報対策センターが運営する。がんの基本知識、医療解説、がん療養生活の支援制度など、がんの闘病における基本的な情報がそろう。リンパ浮腫の情報は乳がんや婦人科がんなど、各がんのサイトから探さなければならないが、合わせて、がんについての全般的情報も得られる。電話による相談も可能(がん情報サービスサポートセンター☎0570-02-3410)。

がん情報サイト
Cancer Information Japan

https://cancerinfo.tri-kobe.org

米国国立がん研究所(NCI)が配信するがん情報データベースPDQ(Physician Data Query)の日本語版をはじめ、がんに関する世界の最新情報を配信するサイト。運営者は、公益財団法人神戸医療産業都市機構医療イノベーション推進センター。「医療専門家向け情報」では最新の研究論文が検索でき、「患者さん向け情報」はイラストや用語辞典へのリンクが掲載されていてわかりやすい。

SURVIVORSHIP
サバイバーシップ

https://survivorship.jp/

静岡県立静岡がんセンターと大鵬薬品工業株式会社との共同研究「がん治療を受ける患者及び家族への情報処方のあり方の検討」をベースに、「がん治療によって生じるつらさをやわらげる情報」を提供するサイト。抗がん剤や放射線治療などによる副作用や副反応への対策に加え、リンパ浮腫のサイトも充実。基本知識や治療法の実際をビデオと豊富なイラストを使ってわかりやすく解説。むくみを記録できる「計測日誌用紙」をダウンロードできる。

一般社団法人
日本リンパ浮腫学会

https://www.js-lymphedema.org

がん治療後に発症する二次性リンパ浮腫の診療に携わる医療者が2007年に設立した「日本リンパ浮腫研究会」を母体として、2016年に発足。リンパ浮腫に関する研究・調査、学術集会、講習会などの開催、専門家の育成と認定等を行う一方で、リンパ浮腫診療の標準化のバイブルとなる『リンパ浮腫診療ガイドライン』を編纂。現在は2018年版の第3版が使われている。

リンパ浮腫ネットワークジャパン

https://lymnet.jp/

リンパ浮腫の患者支援と治療環境改善の実現を目指す非営利の患者支援団体。仲間とのおしゃべり会「なかまカフェ」(隔月)、正しい情報を学ぶ「リンパ浮腫セミナー」(年4回)を開催。「ネットワーク・ラウンジ」では、リンパ浮腫に関係するがん患者会・支援団体や医療者の情報を得ることができる。リンパ浮腫に関する情報ポータルサイト「リンパ浮腫とは」では治療の基本をまとめて学べる。

むくみのページ
MUKUMI.COM

https://www.mukumi.com/

2001年に、リンパ浮腫とむくみ関連の疾患を専門に開業した広田内科クリニックが開設するリンパ浮腫の情報サイト。リンパ浮腫学会名誉理事長でもある、廣田彰男院長による治療法の解説動画や圧迫療法のアドバイス、動画による運動療法、日常生活での注意など、セルフケアに役立つ情報が豊富。リンパ浮腫に関する保険適用や治療法の最新情報をわかりやすく解説するページもある。

セルフケアを応援する
ワークシート＆ダイアリー

PART 5で紹介した、STEP 1〜STEP 3のワークシートや、セルフケアダイアリーの記入シートです。
記入欄が足りない方、コピーして使用したい方は、こちらをお使いください。

わたしのやりたいセルフケア(行動目標) (99ページ)

※特に優先して行うもの5〜10個を選び、○をつけましょう。

	やってみたいこと	すでにとり組んでいること
運動		
圧迫療法		
食事		
スキンケア		
その他		

セルフケアの時間を見つけよう！（107ページ）

㋐1日に15分以上行った行動	㋑重要度（1〜4）	㋒セルフケアには○ ㋓セルフケアに変更、または同時に行う行動

以下のシートに対応する記入シートです。　　　　にタイトルなどを記入してお使いください。

・あなたの行動を妨げるものは？(100ページ)
・あなたがほしいサポートは？(102ページ)
・目標を今すぐできる内容に変える(108ページ)
・前向き発想のトレーニング(109ページ)

月　日	月　日	月　日	月　日
朝　夜	朝　夜	朝　夜	朝　夜

日付(月/日)	月　　日	月　　日	月　　日
天候			
体調・気分			
便通			
睡眠時間			
体重(kg)	朝　　夜	朝　　夜	朝　　夜
体脂肪(%)			
体重の変化 (　　)kg			
(　　)kg			
(　　)kg			
★(　　)kg			
(　　)kg			
(　　)kg			
(　　)kg			
浮腫(cm)			
歩数(　　　歩)			
運動			
圧迫			
食事			
スキンケア			
その他			

● 運動指導
山本優一
北福島医療センター リハビリテーション科 科長 理学療法士

● 食事指導
松元紀子
聖路加国際病院栄養科 がん病態栄養専門管理栄養士

● スキンケア・生活指導
増島麻里子
千葉大学大学院 看護学研究院 教授

● 生活習慣指導
小熊祐子
慶應義塾大学大学院 健康マネジメント研究科・
スポーツ医学研究センター 准教授

● 心のケア指導
保坂 隆
保坂サイコオンコロジー・クリニック院長
聖路加国際病院 診療教育アドバイザー

● 協力
リンパ浮腫患者スクール受講生の皆さん

装丁・本文デザイン●門松清香
編集●中島さなえ
イラスト●茅根美代子　たちばないさぎ
校正●くすのき舎

● 監修
辻 哲也(つじてつや)

慶應義塾大学医学部
リハビリテーション医学教室 教授

1990年慶應義塾大学医学部卒業、英国ロンドン大学・国立神経研究所リサーチフェロー、静岡県立静岡がんセンターリハビリテーション科部長などを経て、2020年より現職。日本がんリハビリテーション研究会理事長、日本リンパ浮腫治療学会理事、日本リンパ浮腫学会監事。リンパ浮腫の治療の質の向上を目指し、専門家の研修カリキュラム等を作成する「リンパ浮腫研修運営委員会」の委員長をつとめる。「リンパ浮腫患者スクール」では監修を務める。

広瀬真奈美(ひろせまなみ)
一般社団法人 キャンサーフィットネス 代表理事

45歳で乳がんの手術を受け、後遺症に悩んだ経験から、がんのリハビリテーションの必要性を実感。渡米して、がん患者の運動療法を支援するNPO「Moving For Life」で学び、認定インストラクターの資格を取得。2014年に運動を通してがん患者を支援する「キャンサーフィットネス」を立ち上げる。術後3年後にリンパ浮腫が発症した経験から、セルフケアの重要性を認識し、2020年より「リンパ浮腫患者スクール」を主催。

専門家と患者がいっしょに作った
リンパ浮腫に悩んだら すぐに読みたい本

2021年10月20日　初版第1刷発行

監修者　辻哲也　広瀬真奈美
発行者　香川明夫
発行所　女子栄養大学出版部
〒170-8481　東京都豊島区駒込3-24-3
電話　03-3918-5411(販売)
03-3918-5301(編集)
ホームページ　https://eiyo21.com/
振　替　00160-3-84647
印刷・製本　中央精版印刷株式会社

ISBN978-4-7895-1921-2